Theresa Foks-Appelman 　著

林妙容　　總校閱

許智傑、謝政廷　譯

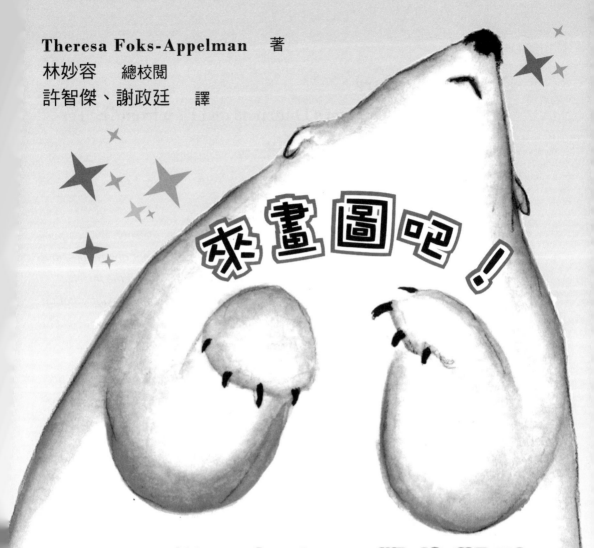

來畫圖吧！

從分析心理學的觀點
了解兒童繪畫與遊戲的意義

Draw Me a Picture

The Meaning of Children's Drawings and Play from the Perspective of Analytical Psychology

Theresa Foks-Appelman

This book contains illustrations that were downloades from the internet. Written permission was given to use most of the illustrations; however, it was not always possible to trace the owner of a website or an illustration. For clarity's sake, all the internet illustrations are accompanied by the names of the related websites, and this information is also given in the literature list. If the author has used illustrations that are subject to copyright, the owner of the illustration(s) is requested to contact the author.

The case illustrations contained in this book have been taken from the author's practice. Although authentic, the names and the presenting symptoms have been altered to provide complete anonymity.

Original Dutch title: "Kinderen geven tekens. De betekenis van kindertekeningen vanuit het perspectief van de analytische psychologie." door. Uitgeverij Eburon te Delft, the Netherlands. First paperback printing, 2004; second printing, 2004; third printing, 2005; fourth printing, 2009; fifth printing, 2011.

Complex Chinese translation by Chih-Chieh Hsu & Cheng-Ting Hsieh
Complex Chinese Edition Copyright © 2011 by Psychological Publishing Co., Ltd.

To my children and grandchildren

Jelle

Renate

Marijne

Jorik

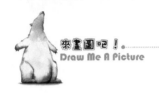

目錄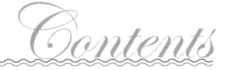

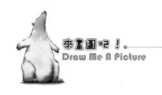

Chapter · 8　青少年用他們自己的方式繪畫／133

Chapter · 9　顏色、形狀與版面設計／145

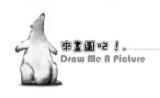

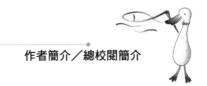

作者簡介

　　T. Foks-Appelman 女士是荷蘭領有執照之藝術治療師及沙遊治療師。同時，她也是國際沙遊治療學會（ISST）之會員，並具有學會認可之教師資格。

　　自 1996 年起，T. Foks-Appelman 女士開始從事兒童、青少年及成人之心理治療工作，迄今已累積十分豐富之實務經驗，並經常帶領訓練工作坊及公開演講。

　　Draw Me a Picture: The meaning of children's drawings and play from the perspective of analytical psychology 一書除了在荷蘭出版外，目前亦有德文及英文翻譯版本。

總校閱簡介

林妙容

學　　歷：美國北科羅拉多大學諮商師教育博士

經　　歷：國立高雄師範大學輔導與諮商研究所專任助理教授

　　　　　高雄市兒童青少年家庭諮商中心專業督導兼諮商師

　　　　　國立暨南國際大學輔導與諮商研究所助理教授兼諮商中心主任

　　　　　台灣遊戲治療學會第四屆理事長

現　　職：國立暨南國際大學諮商心理與人力資源發展學系副教授

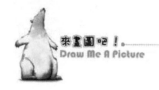
譯者簡介

許智傑

學　　歷：國立暨南國際大學輔導與諮商研究所碩士
　　　　　國立臺灣師範大學教育心理與輔導學系博士
現　　職：臺中市烏日區僑仁國小專任輔導教師
負責章節：翻譯第一、七、八、十、十一章

謝政廷

學　　歷：國立暨南國際大學輔導與諮商研究所碩士
　　　　　國立彰化師範大學輔導與諮商學系博士
經　　歷：新北市板橋區文聖國小專任輔導教師
現　　職：國立臺北教育大學心理與諮商學系助理教授
負責章節：翻譯第二、三、四、五、六、九章

謝辭

我想要感謝以下人士:

授權讓我在本書中使用他們所創作的繪畫的父母親與兒童。

我的家人 Ellen Roos、Karin de Bruin,以及朋友 Leonie van der Linden 與 Ineke Verrijk,他們以鼓勵性的話語及建設性的評論來支持我。

我的女兒 Renate,一週一天地將她的兩個小孩(我的外孫)Marijne 與 Jorik 托育給我,這一天是我可以隨意的欣賞與觀察他們遊戲與繪畫的時刻。

我的母親,她在一百歲的高齡時仍然對我的工作感到興趣。她是一個能滋養並保護其大家庭的「原型母親」(Archetypal Mother)的範例。她在 2005 年過世,享年 102 歲。

我的丈夫 Nico Foks,他在電腦及處理圖案資料方面給予技術上的支持。

Mary Jane Markell,她是國際沙遊治療學會的創始會員與沙遊治療訓練老師。以她身為兒童心理治療師的多年經驗、她的專長,以及她對兒童強烈的愛鼓舞我撰寫此書。

最後,我要對 Susan Parren-Gardner 熱忱及用心地將我的書翻譯成英文,致上莫大的謝意。

Theresa L. M. Foks-Appelman

2006 年 12 月書於 Nuenen

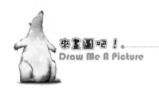
英文版序

　　本書於 2004 年在荷蘭出版，其主旨在於陳述兒童繪畫的意義。不到兩年的時間，已印製到第三版，而且有許多大學將本書列在專業教育（荷蘭的高等專業教育）的閱讀清單中。本書除了特別說明繪畫在治療上的使用外，也針對兒童繪畫之正常發展的起源作更多的釐清。為什麼兒童會以同樣主題畫同樣的畫呢？又，為什麼青少年停止畫圖呢？藉由英文版的問世，得以讓更多的讀者閱讀此書。

　　在英文版本中，一些段落已經從原版本中刪去。刪去的部分是涉及傳統的荷蘭話語，或是參考尚未翻譯的荷蘭文獻而成的，而且它們對於國際的群眾而言並不恰當。此外，一些增加的部分已經增添在第五章，而這些部分在荷蘭語的第三版中是沒有的。再者，英文版本裡亦包含了索引。

　　當自己的小孩還很小的時候，我第一次看見兒童是如何畫圖的。我仍然記得，當我看見當時只有兩歲大的女兒在一小張紙上畫出第一隻蝌蚪時，我是多麼的驚奇。我很訝異，也引發我的興趣，於是我保存了那幅圖畫。之後，我的小孩畫了更多的圖畫，它們都很精彩。某些程度上我知道，兒童會用相同的方式畫圖，但是我不知道為什麼會這樣。在我修習藝術與心理學，以及從 Utrecht 大學專業教育獲得創造性治療師的學位之後，我接著選讀沙遊治療（根據 D. Kalff 發展的方法論），並且開始運用在兒童與青少年治療的實務中。我開發一個關於兒童繪畫意義的課程，並針對來自各種不同教學機構的學生開設工作坊。再者，在學校的家長座談會中，我也與家長一起探討兒童的圖畫。來自學生、父母親及老師們的問題與回饋，使我有可用的素材進行更深入的探究。父母親時常問我，是否能從他們孩子所創作的圖畫中看見一些線索。看起來他們彷彿覺得圖畫透露出兒童的某些訊息。我時常與父母親一起檢視一幅圖畫，我注意到，我會從圖畫中看出更多訊息。這不是因為我有魔法，而是因為我有洞察力。

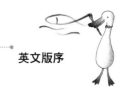

原則上，每個人都是可以發展洞察力的。

為了了解兒童繪畫較深層的意義，我開始尋找藝術的起源。Erich Neumann 是一位容格分析師，其著作提供給我的洞察與理解特別有幫助。即兒童重複的不只是在他或她的祖先生理上的歷史，在心靈上的歷史也是一樣的。這個觀點可以解釋兒童心靈共同的發展，而這個發展會被兒童以遊戲與繪畫的方式表達出來。

Carl Gustav Jung 以及後來有相似觀點的思想家，如 Erich Neumann、Ingrid Riedel、Marie-Louise von Franz 與 Rose Fleck-Bangert 所提供的洞察與理解是我研究兒童繪畫更深層意義的重要來源。當我描述兒童繪畫的意義時，我們祖先在表達性藝術的起源與發展，與兒童繪畫的起源是有所連結的。對於兒童的心理發展而言，神話與童話故事的重要性與現代發展心理學的理論也是相互關聯的。

本書不是一本治療手冊。在治療性歷程中，繪畫的使用需要特別的知識與技巧。再者，沒有經過必備的訓練及實務經驗之前是無法操作的。然而，心理學家、心理治療師、創造性治療師、其他照顧提供者，當然還有父母親，凡對他們的兒童的心理發展感到興趣的人，皆可從這本書的主題中得到證實。自兒童圖畫的訊息與符號開始注意到脫離常軌之前，他們全都可以從初次學習有關正常、健康兒童的遊戲與繪畫的心理學知識中獲益。身為一個與兒童遊戲以幫助他們再次變成一個兒童的治療師而言，我不斷地被兒童的活力與創造力所感動。本質上，兒童與生俱有創造性之資源；有問題或是處在艱困環境中的兒童一再地向我展現，他們有一個健康的核心。對我而言，遊戲與繪畫是童年天堂的再現。我想邀請讀者和我一起進入這個天堂之中。

Theresa Foks-Appelman

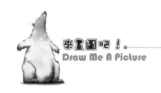

總校閱序

　　憶起 2008 年的夏天，因 Dr. Athena A. Drewes 的推薦，得以有機會參加由 Dr. Charles E. Schaefer 在英國 Wroxton 舉辦為期六天的遊戲治療研習團體，也因此認識了來自荷蘭的 Ms. Theresa Foks-Appelman，而與之成為一生難忘的好友。

　　Ms. Theresa Foks-Appelman 是荷蘭知名的創造性藝術治療師，同時也是國際沙遊學會認可之沙遊治療師，並具備沙遊治療訓練之教師資格。以其在創造性藝術治療、沙遊治療之紮實訓練及豐厚學養，再加上運用在兒童、青少年心理治療多年的實務經驗，Ms. Theresa Foks-Appelman 於 2004 年在荷蘭出版了這本書。不到兩年之光影，此書已印製到第三版，也翻譯成英文版及德文版，可見其廣受肯定及重視之程度。

　　從事兒童遊戲治療一向被我視為是上天給我的恩賜。十多年的實務與教學經驗，讓我深刻地感受到得自受創兒童療癒歷程之學習與啟發。再者，也更加擴展了我在遊戲治療、藝術治療以及沙遊治療領域的不斷學習。因此，當 Ms. Theresa Foks-Appelman 介紹此書給我的時候，我即受到書名及內容之吸引，並直接取得她翻譯之授權。此書乃自容格分析心理學之觀點來了解兒童繪畫與遊戲之意義，其所探討之內涵，對於不論是從事遊戲治療、藝術治療，或是沙遊治療之工作者，皆有其實務上之參考價值，實是一本難得之專業書籍。

　　在諮商師培育之教學歲月中，難得遇到智傑與政廷這兩位優秀及深具潛力之學生。他們同時對遊戲治療、藝術治療及沙遊治療都有高度之學習興趣，且不斷在學理與實務上鑽研。所以，他們自然是與我一起完成翻譯此書之不二人選。

　　翻譯與校閱實是不易且耗時之工作。過程中，特別要感謝嘉義大學輔諮系施玉麗老師的支持與協助，以其多年沉浸於沙遊治療之智慧，給予我們許多寶貴的意見與指正。再者，要感謝的是林總編輯敬堯先生及文玲小姐等人的支持、

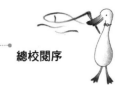

耐心與協助，讓此書終於可以出版了。

　　初次嘗試，文中之遣詞用字若有疏漏之處，敬請包容且不吝指正。

林妙容

於埔里暨大

2011 年 8 月

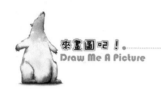

譯者序：許序

　　在我碩三全職實習之時，很榮幸受到妙容老師的邀約參與本書的翻譯。一路從輔諮系就讀到輔諮所，深深覺察到自己對於兒童領域有著極為濃厚的興趣。因此，當看到書本封面的兒童圖畫，以及本書的副標題「從分析心理學的觀點了解兒童繪畫與遊戲的意義」的句子，我便不假思索地馬上答應她的邀約。

　　儘管當時腦海中曾浮現自己是否能夠勝任此翻譯工作的念頭，然而想到本書能夠從容格的分析取向了解兒童繪畫與遊戲的意涵，又不禁深深的吸引了我。於是在一股熱忱的驅使之下，便開始了我生平的第一次翻譯工作。

　　果真，現實是殘酷的，而學習是累積的，收穫是需要經過付出努力的。打從翻開書本進行翻譯工作時，面對原文的句子仍有著語言轉譯上的隔閡。當中，我面臨了用詞上的掙扎、如何使語句更為平易近人，同時又能夠確切地傳達出作者最核心的意義等課題，總是讓我絞盡腦汁。然而，過程雖然很辛苦，但是平心而論，我大部分的翻譯時間都能樂在其中。特別是書中有許多關於兒童的繪畫作品、從分析取向討論到許多原型、象徵的意涵與神話故事等，內容中充滿著豐富的知識與意想不到的趣味性，不僅協助我更了解兒童繪畫的發展，也讓我更進一步地了解兒童繪畫的創造力和意義性。

　　回顧翻譯的過程，沉浸在書中的收穫與趣味，更讓我淡忘翻譯時的辛勞。如今隨著本書的完成，心中除了感謝，還是感謝！首先，謝謝妙容老師當初的邀約以及耐心的校閱本書，讓我有機會開啟這一趟豐富的知識學習之旅，並在兒童的領域中貢獻自己的一點心力；也特別感謝暨大輔諮所所長，也是我的老闆 —— 蕭文老師對我的教導與支持；再者，我要感謝林妙容老師以及施玉麗老師啟發了我對遊戲治療的興趣；同時也感謝吳明富老師、呂素貞老師、陸雅青老師、賴念華老師（依姓氏筆畫排列），從您們的課程中，讓我拓展對藝術治療領域的專業學習；此外，我也要謝謝汪淑媛老師的讀夢團體讓我對於象徵和

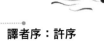

隱喻能夠有更清楚的掌握。在專業學習的路上有著您們的指導與知識傳承，不僅讓我收穫滿滿，更有助於翻譯工作時重點的掌握與理解。更要謝謝伙伴政廷，一起在翻譯的過程中彼此支持鼓勵求進步。最後，要謝謝心理出版社林敬堯總編輯以及編輯群的協助，讓本書得以出版。

　　衷心的盼望藉由本書中文版的問世，能夠協助讀者對於兒童繪畫與遊戲的意義有著更豐富的理解與學習。

許智傑 謹識

2011 年 8 月

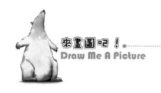
來畫圖吧！
Draw Me A Picture

譯者序：謝序

　　本書的重點主要在於從容格分析心理學的取向詮釋兒童所創作的繪畫以及遊戲行為。我覺得很棒的是，本書不僅從兒童集體的繪畫發展歷程進行探討，亦探究兒童繪畫中常出現的原型及其心理意涵、常出現的主題及其象徵性意涵，更論述了繪畫的顏色、人物、形狀與版面配置的重要意涵。因此，本書可以說是從多重的面向闡釋兒童所創作的繪畫。

　　2008 年的暑假，妙容老師自英國帶回來這本好書。在她的邀約以及我個人對遊戲治療以及藝術治療的高度興趣之下，我便不假思索的答應一起加入此書的翻譯工作行列中。回憶翻譯的過程，雖然非常辛苦，但也因為翻譯這本書而對容格分析取向的理論、藝術治療、遊戲治療有更深層的認識。很開心隨著本書的完成，能夠將本書的精髓與讀者分享。然而，在此想要提醒讀者的是：正如本書作者所言，本書提及的內容雖然可作為詮釋兒童繪畫的重要參考依據，但絕非是一成不變的準則。因此，讀者可以試圖將本書的內容當作是背景知識，在現實生活中視兒童實際的狀況將此內容作適時的運用與調整，以更貼近兒童真實心境的脈絡。

　　本書得以完成，要感謝的人相當多。在此要特別感謝林妙容老師細心且嚴謹的校閱；暨大輔諮所蕭文所長對我的教導與支持；吳明富老師、梁翠梅老師、陸雅青老師、賴念華老師在藝術治療課程的傾囊相授（按姓氏筆畫排列）；林妙容老師、施玉麗老師、洪慧涓老師、高淑貞老師在遊戲治療理論與實務的教導（按姓氏筆畫排列）；同時也要謝謝汪淑媛老師在讀夢團體中分享許多事物的象徵與隱喻。因為有您們所傳授的知識，讓我在翻譯此書時順利不少。此外，也要感謝心理出版社林敬堯總編輯與編輯群出版本書的辛勞、家人的支持與陪伴，以及伙伴智傑的分工合作，讓本書得以順利出版。

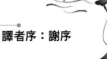

　　希望透過本書的出版，能夠協助讀者對兒童繪畫與遊戲的內容有更深入的觀察與了解。

謝政廷 謹識

2011 年 8 月

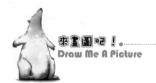

來畫圖吧！
Draw Me A Picture

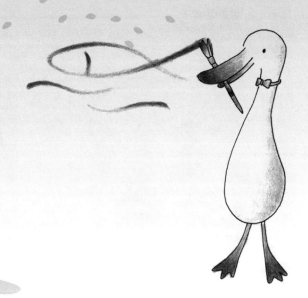

Chapter · 1
繪畫的歷史

1.1　繪畫的藝術

　　如果要求小孩畫一幅圖，大多數的小孩都會自發性地開始畫。不管是在家裡或在學校和其他小孩一起，他們通常喜愛畫圖；他們自己會想到一個主題或模仿某樣事物來畫圖。他們時常在特別的時機畫一幅圖；我們誰會不記得自己在母親節或在奶奶住院時所畫的圖呢？當小孩子身處在特別的創傷經驗中，大人時常不知道他們該如何幫助這個孩子。假如你對小孩子說：「你可以畫一些關於發生的事情的圖嗎？」這樣可能會讓他們感到輕鬆一點。住在災區或戰區的小孩所畫的圖總是讓人印象深刻與感動，因為孩子們透過這些圖畫告訴我們，他們經歷了多麼可怕的經驗與他們有多麼害怕。我們不需要去問：「你有什麼感覺？」小孩用圖畫告訴我們事件發生現場的問題，而我們要和他們一起觀看畫出來的圖；我們正親眼目睹了可怕的時刻及孩子當時的經歷。

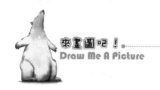
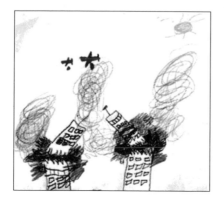 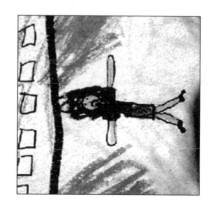

男童的畫（九歲）：描述 2001 年紐約發生的 911 事件

　　自發性地表達內在感覺幾乎是所有小孩達到一定年紀時會擁有的能力。如果成人發現自己處於困難的情況時，他們會（再次）做同樣的事，例如：遭遇嚴重的疾病或失落時。藝術家也有這樣的本質，他們會利用內在靈感作為繪畫的素材。某些藝術家時常會畫出引起人們說「我的小孩也能夠這樣畫」的圖畫，好像畫出這樣的圖畫沒什麼了不起。本質上，小孩能夠畫出只有少數藝術家能創作出來的圖，這是不是很特別呢？每個大人都曾經是一位藝術家，但我們大多數的人已經喪失這樣的天賦了。或者，也許我們仍然擁有這樣的天賦，只是我們不再能喚醒這樣的能力？我將會在本書後面回來探討此一藝術與能力的議題。

1.2　生活的第一個符號

　　讓我們回溯歷史，並且來看人類開始畫圖的原因。想像當我們的祖先在狩獵的途中經過交叉路口時，用一個物體劃一條線，或者，甚至是放置一個十字形記號在岩石或樹上。他們這樣做不但能使自己找到回家的路，也能引導其他人走那條路到達狩獵地。這樣的符號意謂著「我在這裡」；它是人們離開後留下來的足跡，證明他們曾經到達特定的地點。

　　留下過去的足跡對人類心靈的發展是相當重要的。人類發展的歷史已經有

一段時間了 —— 雖然我們不知道確切的時間點。當時我們的祖先與大自然的連結非常緊密，他們用本能的直覺當作在地球上迷路時，在該地覓食或尋找水源的方式。睡覺、性交與生殖對遠古的男性而言是自然的事，他們不會停止這些事而去省思；人們生活在沒有想法、想像力或責任中，人們對自己本身是沒有覺察的。我們可以假定沒有一個男性或女性在某天會突然說出：「我思，故我在」這句話 —— 但這種情形是因人而異的。早期的人們逐漸看見「光」而慢慢覺察到「感覺」。個體慢慢意識到一個事實：他們「在路途中」而且「正在旅行到一個目的地」。符號透過這樣的形式被表達出來，給了意識一個特定的支持。

辨識被記錄下來的符號是一種智力的活動；有些跡象顯示，一些特定種類的動物像是大猩猩、海豚與馬等，具有辨識繪畫象徵的能力。對此，我們不會感到驚訝，因為這些動物被認為是較聰明的，而且與人類的連結緊密。然而，沒有證據可以證明動物能夠自己繪畫，更不用說思考了。象徵的符號能夠讓人們之間進行遠距離的溝通。人們能夠與他人有接觸的可能性，即使當下某人不在現場，但是這個人在稍後還是可以透過這些符號辨識，這意謂著人類的心靈有記住他人的能力。

記憶是一個複雜的智力系統。幼兒的心理發展顯示他們能夠辨識人或物體。有很長的一段時間，幼兒無法明白即使他們沒看到一個人或一件事物時，這個人或事物仍是持續存在的。當幼兒看見喜歡的人出現在他們面前時，他會一再地感到驚訝。例如：當媽媽離開房間時，幼兒會在周遭的環境開始尋找媽媽；但是，如果幼兒找不到媽媽，他們就會停止尋找或開始哭泣。在此階段，幼兒的大腦還無法思考某人或某事能存在於其他地方，這也是為什麼幼兒不能理解媽媽從電話的一頭表示她正在其他地方的原因。假如媽媽對他說：「我馬上去接你」或是「我愛你」時，幼兒會回應媽媽的聲音，但不會因此感到被安慰。幼兒需要媽媽的身體出現在面前才會相信媽媽是真的存在。在幼兒滿三歲的期間，大腦開始能夠記起如同物體的影像（或是一個人），這就是英國研究者鮑比（Bowlby）所謂的「物體恆存」（constant object）的概念。相似的結果也被皮亞傑（Piaget）的理論所描述，即記憶的種類有「同化階段」（assimilation

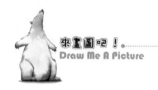

phase）。

　　符號的首次出現 ── 真正繪畫的前身 ── 展現了人類開始發展智力的能力，並且朝更靠近意識的步伐邁進。當兒童開始發展智力，並且能夠用象徵性的符號來代表人、事情或想法的意義時，他們也用相同的方式開始畫畫。繪畫是一種溝通的象徵，需要特定形式的自我意識來組成。在一歲半至三歲之間，幼兒逐漸開始增加對自己與周遭事物的覺察。幼兒所創作的第一次塗鴉通常是與自己有關的，之後才逐漸使用繪畫來進行溝通。有接觸障礙的兒童能夠將一個物品照樣地畫在紙上，但是對他們而言，要他們自發地、想像地或象徵地畫一幅畫是困難的。

　　目前我們知道，人類用繪畫來進行溝通的最初形式是存在於石板和石頭上的繪畫，或由陶土、木材或石頭所製成的雕塑品；他們以象徵的方式傳遞一個訊息、一個希望或一個想法。史前的圖畫範例是楔形文字的字形、象形文字的字形，以及著名的岩洞壁畫；在過去的數十年裡，已經有研究者開始研究這些圖畫的意義。因為兒童仍然與繪畫的象徵語言緊密地接觸，因此，回顧語言的歷史是很有用的。

1.3　象徵的語言

　　「象徵」（symbol）這個字是源自希臘字"sym-bolon"，是指「匯集」（throwing together）的意思[譯註1]。這其中有個故事，在古時候的晚宴上，兩個人將一根骨頭（例如雞腿骨）從中間的地方折成兩半，兩個人各自保存其中的一

譯註1　希臘原文"sym-bolon"的原意是指一件「信物」被拆成兩半之後，分別由兩個
　　　　人各自保管一部分的信物。當兩人需要傳遞訊息卻無法親自見面時，無法到場
　　　　的人便會請託第三人幫忙傳遞訊息，並將自己所持有的一半信物轉交給第三人，
　　　　讓第三人在必要時出示所攜帶的一半信物，以證明自己的身分；或是其中一方
　　　　對傳遞口訊的人有疑惑時，即可要求傳遞口訊的人出示一半的信物，以確認其
　　　　身分。當一半的信物出示時，若能與對方所持的另一半信物拼湊成完整的信物，
　　　　即可證明所託之人的身分。後來，"sym-bolon"這個希臘字經過普遍使用後，
　　　　又逐漸增加了象徵匯集、蒐集或綱要等意思。

半骨頭;之後當他們或他們的子孫再相遇的時候,他們會將各自保存的骨頭拼湊在一起,當作是認識或是友情的象徵。他們稱自己所保有的部分骨頭為**信物**(H.R. Graetz)。這個故事意涵著一個視覺的、實際的目標與一個無形的情感表達。

最早細究象徵意義的心理學家是二十世紀初期的佛洛伊德(Freud)與容格(Jung)。佛洛伊德把夢裡所呈現的象徵視為潛意識意願的表達或實現,而且最常以「性」的方式呈現。分析取向的心理學家卡爾・古斯塔夫・容格(Carl Gustav Jung)則以較廣泛且深入的方式探究象徵的意義;他發現象徵以廣泛的形式出現在早期的繪畫及文化中,並且具有共通的意涵。我們無法完全了解以象徵形式呈現的印記、概念與事件的本質[可參考容格(Jung)寫的《人及其象徵》(*Man and His Symbols*)一書]。容格稱這些形式、內容與象徵為「原型」(archetypes)。

與自然物體相關的象徵意義,最古老的例子之一是石頭。石頭的象徵性通常令人著迷,因為這些石頭是陸地上基本的物質,是一種永遠存在且不會消失的物質。這就是為什麼在象徵的語言中,石頭被稱為煉金術士的石頭或是哲學家的石頭,因為石頭包含了過去、現在與未來。人們曾經相信神與靈魂住在石頭裡,這說明為什麼在遠古的文化中,人們會在墓穴前放置石頭。這顆墓穴的石頭(即墓碑)具有特別且意義深遠的象徵;墓碑也象徵著紀念。即使到了今天,現代雕刻家仍會試著察看是什麼隱藏在石頭中,以選擇想要雕刻的石頭。

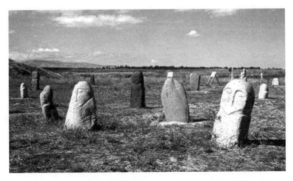

(位於烏茲別克斯坦,科奇多市的墓碑)
格瑞爾特(S. Gheraert)攝影

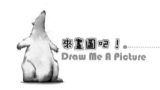
在過去，無論是男孩或女孩都會持續地蒐集石頭，這是引人注意且有趣的現象。石頭對人們有一股吸引力，因此人們想要去保存它們、碰觸它們或將它們保留在一個特定的地方。值得一提的是，全球暢銷書「哈利波特」（Harry Potter）的第一集即取名為《神祕的魔法石》（*The Sorcerer's Stone*）。作者羅琳（J. Rowling）在她的現代語言中使用古老的象徵，這樣的呈現方式符合現代，而且能夠讓很多孩子了解。

在當代的世界裡，書寫文字已經成為書本、報紙與電腦的重要形式，我們仍然可以看見使用符號 —— 每個人都能辨識的圖畫 —— 以溝通彼此訊息的需要。沒有任何事物可以如同象徵那樣簡單、強烈又快速清楚的傳達出所欲表達的訊息。我們可以想想電腦與文字處理程式使用的許多圖像，以澄清各種不同的使用功能。繪畫圖像也日漸用在國際間的交通（例如機場）、餐廳、旅遊景點等方面；然而，這些符號已經被視為是一般的常識，因此通常不再具有深層的意涵。

在兒童的遊戲、夢與故事裡，現代的圖像常具有象徵性的意義。例如，如果兒童畫或夢到一架飛機，飛機可能是象徵「鳥」的現代象徵物，因為飛機可以飛翔，看起來也像一隻鳥。但是飛機也有其他面向，例如爆炸、能量與噪音；飛機也意謂著探險、發現、拜訪其他國家、需要有一個身分證明、奢華、度假、與世界接軌等，因此飛機是一個新的及現代的象徵。

象徵是由原型所組成，並以動態的形式來表達。象徵會因為文化與時間而有所改變與活用。古老的祖先與現代的人們都會使用象徵來表達複雜的感覺，我們可以在藝術、宗教、政治、廣告以及日常生活中發現象徵。檢視這些象徵的歷史以探究新的象徵物與古老的象徵物間是否有關聯是有趣的。

尋找象徵意涵的核心概念是：象徵是由各種因素所構成，主要包含可見的外形與隱含的意義。為了了解象徵的心理意義，我們會以一些自然的事物當作繪畫的來源，原則上，這個世界的各種自然物都可以當作象徵。

1.4 象徵的意義

　　假如我們想要了解象徵的意義是什麼，以鳥為例，我們會使用以下的方法。我們可以從研究鳥的生物特性開始著手：鳥是什麼？鳥如何演化？鳥有哪些種類？牠們住在哪裡以及如何生活？牠們的食物是什麼？牠們如何繁衍後代？牠們如何照顧小鳥兒？鳥與其他動物的關係以及牠們與人類的關聯性為何？我們可以細究鳥如何在自然中、在鳥籠中或在現代都市中生存下來。

　　等充分蒐集到關於鳥類在自然習性的資訊後，我們便可以開始搜尋鳥類在人類歷史上、在神話裡、在傳說故事中、在宗教上與在聖經故事裡的意義。在解釋象徵的書裡常會說明這些故事，像是《赫德詞彙》（*Herder Lexicon*）、霍爾（Hall）的《百科全書》（*Encyclopaedia*）、提姆爾（Timmer）的《從阿尼瑪到宙斯》（*From Anima to Zeus*）、《神話的 XYZ》（*The XYZ of Mythology*）、《動物檔案》（*Who's Who der Tiere*）、《象徵的辭典》（*Worterbuch der Symboliek*）等。

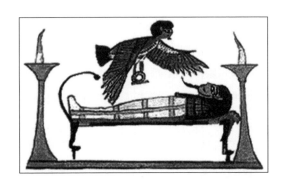

靈魂（＝鳥＝靈魂＝呼吸）離開死掉的身體

源自：埃及的死亡書（*The Egyptian Book of the Dead*）

　　在各種文化與各個不同的時期，都會有關於鳥的故事出現；在童話故事裡，鳥也常常扮演重要的角色（例如格林童話、中國故事、俄國童話等）。在馮・

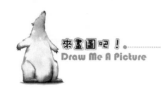
法蘭斯（M.L. von Franz）的書中，描述了各種不同主題的童話故事，而且在這些童話故事中，角色的心理意涵也被解釋出來。此部分也在凱斯特（Verena Kast）、烏德曼（Marian Woodman）與伊斯特斯（Clarissa Pinkola Estes）等人的書中，以及容格所著的《容格全集》（Collected Works）一書中被研究，而用來當作發現原型意義的指引。最後，我們也可以細想象徵對個人的意義。再以現有「鳥」的例子來說明，要探究鳥對個人的象徵意涵，我們必須要研究在個人的經驗中，鳥類在過去及現在所扮演的角色是什麼，以及帶來什麼樣的感覺。只有多方面搜尋象徵的可能意義之後，我們才能歸類與定義象徵的意涵。

我們可以用這樣的方法檢視人類、動物、事物、自然現象等象徵意涵，這顯示出，期待有一本象徵字典或書籍，可以讓我們快速的查閱而找出像是某個兒童繪畫的象徵意涵，這是不可能的。然而，象徵的書可以幫助我們了解象徵的部分意涵。象徵是一個複雜的意涵且有著許多不同的解釋，有些會互相矛盾。例如，禿鷹是貪食的，而且會等待動物死亡後吃掉牠們的屍體；但是，從另一方面來看，禿鷹是非常有用的，因為它會吃掉屍體，使得這些肉體不會腐爛而發出惡臭。正如這些跡象所顯示的，對象徵的意義做好或不好、正向或負向的價值判斷是不正確的。象徵的特別之處就在於儘管它能夠表達對立和矛盾的形式，然而它也包含了一個特定的和諧狀態。

假如我們希望了解一幅畫或一座雕像裡頭的動物、人或事情的象徵性意涵，我們就必須要更深入地探究象徵。正如之前所述，象徵是人們自然表達的想法，並且是可檢驗的。在說明一幅特定圖畫的特定象徵意涵時，我們也必須思考在同一幅畫中其他象徵意義如何被使用，以了解它們彼此之間是否有關聯性。運用這樣的方式，我們可以一點一滴地拼湊出象徵的意涵。研究人類歷史上象徵被使用的情形能幫助我們對象徵的意涵有較深入的理解。幸運的是，目前許多象徵已經被保存下來，例如在古老寺廟的牆壁、古老的建築物、圖畫、詩歌，以及古老的藝術裡。

1.5 藝術與信仰的象徵

從史前時代持續到中世紀，許多繪畫與雕刻都被用來傳遞道德與信仰的訊息給那些不能閱讀也不會寫字的人們。當時的生活被教會所管控，而且教會與國家是合一的。當時的藝術家尋找表達人類情感的方法。爾奧尼莫斯・波希（Hieronymous Bosch, 1450-1516）的繪畫就充滿著隱含的象徵性（煉金術的）意義，例如他創作名為「伊甸園」（Garden of Delights）的畫似乎就表達著人類的瘋狂與人類的存在；這幅畫是表達那個時代人類俗世特色的一個例子。中世紀與文藝復興之後，自然地畫人或自然景觀有成長的趨勢；那不是只為了做些不一樣的事，而是源自於藝術家想要表達人類潛意識的感覺。當人類逐漸開始意識到自我及個人的存在，他們開始追問他們的源起以及生活的意義。關於地球和宇宙的科學發現[如哥白尼（Copernicus）、伽利略（Galileo）]與當時的教會及統治階級的規則相矛盾。然而，藝術家會持續透過象徵性的表達來展現較自然的存在。自然成為人類本質的一個象徵。

煉金術的象徵意義在分析心理學中扮演一個重要的角色。煉金術士的象徵性語言在西元三世紀時即被認識，而在中世紀初期特別著名。容格確認了煉金術的象徵性語言與符號，而且察覺了煉金術的價值。他指出煉金術士不僅是一群探索黃金的人，他們也是無黨派的、哲學的與心理學的思想家[可參考容格（Jung）在 1953 年寫的《心理學與煉金術》（Psychology and Alchemy）一書]；他們描述了點石成金的歷程是一個心靈的歷程，能夠影響與改變人們的性格。實際上，個體化的歷程發展包含自性（Self）的轉化。煉金術士認為自性原則上存在於每個人內在的天賦力量，這些想法被那些相信神引導人們行動的教會視為異端。煉金術的研究是困難與複雜的，並且在本書的架構中並不需要深入探究。重要的是要注意，走過歷史，無論是煉金術士或藝術家都會藉由他們創作的圖畫、繪畫藝術與雕刻、黏土和石頭、書本，以及寫作，運用象徵來表達與生活相關議題的心理感受。

在西方的零售商開始把那些繪畫當作藝術作品來販售之前，那些在墓碑上

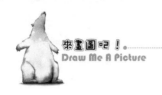
作畫的埃及人以及繪畫夢境的澳洲原住民並不認為自己是藝術家；他們使用創作的工藝品來表達感覺是必要且普遍的。他們需要靜態作品的存在，因為對創造性的個體而言，將外在事物具體化成為符合他或她的內在心理歷程是自然的。雕塑、音樂與舞蹈全都源於史前時代的人們，而且現在仍存在於每個文化中。它們不再只是信仰感覺的表達，而是反應每個人基本的感覺；人們需要透過這些古老的表達形式來表達他們自己。例如在重要的宴會與喪禮中，音樂仍然扮演一個相當重要的角色。

參觀博物館，參加音樂會或演奏會，拜訪古代的城市、教堂與寺廟，欣賞現代的建築與景觀，在特殊的場合跳舞（例如在婚禮中跳波蘭舞曲或華爾滋）是大多數人的娛樂。當人們參加這些活動時會有好的感受；藝術觸動我們深層的感覺，而這些感覺是世界性的。

十九與二十世紀的印象派作家尋找新的方式來表達他們自己，他們較少聚焦在事物的表面跡象。人們開始覺察到深層的情感，而某些情感似乎與較深層的數學與物理科學的知識是一致的。同時，更多關於深層世俗心理學的理論開始形成。人們尋覓新的形式與影像，像是在畢卡索（Picasso）、梵谷（Van Gogh）、保羅・克利（Paul Klee）或達利（Dali）這些創新藝術家的作品中被發現的部分。一般說來，談論藝術是不常發生的事，就好像討論象徵與信仰一樣。之所以會這樣是因為活力同樣是來自於人類的心靈，而且特別是來自於潛意識的心靈；藝術家知道這部分，因此沒有任何一個藝術家會宣稱他或她已經「想出」他們的藝術。如果藝術家宣稱他們覺得自己已經從自己以外的部分創作出某些東西時，這是與宗教無關的。偉大的藝術家內在有天賜的靈感，這些靈感是神給他們的。所有時期的藝術家都會使用適合他們的時代以及文化的象徵。新的象徵不被視為是智力的展現，而是人們透過影像、音樂或舞蹈等其自發性、創造性的表達形式，來分享他們的想法、慾望與恐懼。

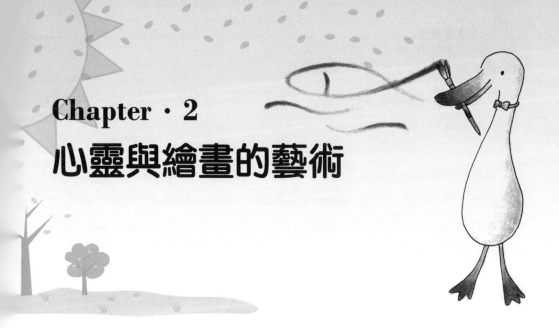

Chapter · 2
心靈與繪畫的藝術

　　許多關於潛意識的陳述與討論都認為兒童仍生活在潛意識中。但是，到底我們所說的潛意識是什麼意思？一些人相信潛意識與偶發的意思是同義的，而且當某件事沒有深層的意義時，潛意識在出現的同時便會倏然消失。

　　潛意識是從二十世紀初期就被當作研究主題的一個現代心理學的現象。研究這個領域的先驅者之一便是西格蒙·佛洛伊德（Sigmund Freud），他指出潛意識歷程在個體的心理生活與社會上扮演重要的角色；佛洛伊德發現攻擊和性是影響一個人想法與行動的本能驅力。其理論特別有意義的是佛洛伊德指出兒童（特別是男童）伊底帕斯情結的性發展 [請參考彼得·蓋（Peter Gay）著的《佛洛伊德：我們時代的生活》（*Freud: A Life for Our Times*）一書]。

　　容格對潛意識的獨特見解是：

個人的潛意識有時可以被意識到，但會從意識中透過遺忘或壓抑的方式消失。而集體潛意識無法被意識到，因此無法被個體獲得，但它會透過遺傳而與生俱來。然而，個人潛意識的內容由大多數的部分情結所構成，而集體潛意識的內容則是由基本的原型所組成。[引自容格

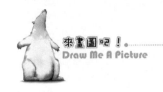
（Jung）的《原型與集體潛意識》（*The Archetypes and the Collective Un-conscious*），二版，第42頁]

容格發現除了個人潛意識之外，我們的心理生活也有基本形式，而且對每個個體都一樣的集體潛意識（collective unconscious）。根據這個理論，我們全都從我們的祖先繼承到集體潛意識的感覺，就像遺傳人類特徵一樣。關於人類意識發展的素材與潛意識是複雜的。儘管分析心理學的領域只有少數幾十年的歷史，然而描繪與解釋我們心靈深層的來源則有數百年複雜且豐富的歷史。

艾瑞旭・諾伊曼（Erich Neumann）在《意識的來源與歷史》（*The Origins and History of Consciousness*）一書中對人類意識的發展做了廣泛的探討。諾伊曼指出神話故事展現我們個人意識的形成歷程，一般而言與人類意識的發展是相似的。諾伊曼在他所著的《大母神》（*The Great Mother*）一書中，描述兒童與母親間的特別關係。

2.2　母親原型的意義

「原型」一詞出自於容格的分析心理學。原型源自於集體潛意識中最初的意象或概念，比象徵具有更深與更廣的意義。「偉大的母親」（Great Mother）是一個原型的範例，此原型在兒童的心理發展中扮演重要的角色。我們稍後會檢視兒童如何在他們的畫中表達他們最原始的感覺。在這之前，先了解原型的基礎概念是必要的。

在神話、童話、宗教的歷史及各個文化與時期，均能發現相同意涵的主題。根據容格的看法，這些主題與想法是由集體潛意識所引發，也是人類特質的基本結構。對全人類而言，它們是最初的情緒、慾望、生理的與心理的行為模式。一個眾所皆知的原型例子是象徵著兩個愛人結合的「神聖的婚禮」（divine marriage）或「童話故事的婚禮」（fairy-tale marriage）。這樣的情緒在各種神話與童話故事中不斷地被敘說，其關心的是在對立的情況中為了結合所做的努力，意謂著個體了解到在內在的深層有對立的特質（與慾望），而這些特質（與慾

望）必須和諧共處。重要的不是每個男人找到理想的女性或每個女人找到她的王子，而是每個男性發現**他所擁有的**對立面 —— 內在的女性（即阿尼瑪），以及每個女性發現**她的**對立面 —— 內在的男性（即阿尼瑪斯）^{譯註2}。阿尼瑪與阿尼瑪斯兩者都有正向與負向的特性。

更簡單地說，人的任務之一便是去意識到人類的二元對立面，進而使這個二元對立面和諧融合。意象（圖形或雕像）已經被創造成阿尼瑪或阿尼瑪斯而被稱為原型，這些圖形或概念持續不斷地出現在夢中、神話、古老的傳說與現代的電視節目裡。女性的特質（即阿尼瑪）在好的童話裡被發現，例如有智慧的老婦人、天真純潔的女性與好母親，但是女性特質也在邪惡的童話裡出現，例如巫婆與妖婦。男性的特質（即阿尼瑪斯）在探險者、發現者、有愛心的父親與智慧老人中被發現，但是也在惡魔、魔鬼、暴君與渴望權力中出現。

有更多的原型與人類各種特質相關。兒童的原型包含純真、自發性、天真與依賴；老國王的原型則包含權力、控制、保護與智慧。偉大母親的原型已經在各種時期與文化中以廣泛的方式（如藝術、故事與信仰）表達出來，其範圍從最早期在花瓶上的雕刻、雕像上對女神的豐富描述，到當代藝術中[摩爾（Moore）、畢卡索]對聖母（Madonna）與瑪利亞（Maria）雕像等女性的現代化描述^{譯註3}。不僅有關於好母親的描述，也有以貪婪的、惡毒的、破壞的女神形式描述的壞母親[迦梨（Kali）^{譯註4}、庫亞特立古（Coatlique）^{譯註5}、蛇女神等等]。

譯註2　阿尼瑪（anima）是指男性內在中的女性特質；而阿尼瑪斯（animus）則是指女性內在中的男性特質。

譯註3　瑪丹娜與瑪利亞均是指聖母。之所以會有不同的稱呼出現，主要是因為Madonna一詞來自義大利文 Mia Donna，因此大多數的歐洲人會把聖母的畫像或塑像稱為 Madonna，展現對基督母親的尊稱。而 Maria 則是拉丁文，在聖經中由希臘文翻譯成拉丁文，是聖母的名字。

譯註4　迦梨（Kali Ma）是印度教所信奉的「黑色母親」。迦梨在印度教的傳說中，既是代表誕生世界萬物的女性創造神，卻也是代表將會在世界終結的那一天吃掉自己所有子孫的恐怖惡魔。

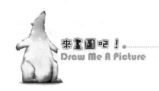

我們的祖先在他們的生活中經驗到自然的世界，他們依賴自然世界的食物與保護，因此將自然當成某種形式的母親，並稱之為「大地之母」（Mother Nature）。他們熟悉自然界正面的部分也熟悉自然界負面的部分，例如黑暗、洪水、乾旱與危險的動物。他們經驗到神話的世界，也就是他們會用原型來想像世界，偉大母親的原型即包含於其中。新生的嬰兒也能經驗到一個包容一切，可以讓嬰兒完全依賴的偉大母親的原型情感。

兒童重複其祖先心理發展的假設，即年幼的兒童神話般的經驗這個世界。正如同從現代兒童心理學所知，嬰兒從出生即與他們的母親之間存在著一種共生的關係。用神話的意義來看，兒童經驗到他們的母親就像大地之母一樣，是一個提供食物與保護的自然環境；這就是大地之母的原型。這個原型不是個人、個別的母親，而是母親的原型；它具備好的特質，如保護與食物，但同時也具備負向的特質，如黑暗、恐懼及完全的依賴。唯有當兒童在擁有自我與意識已經形成的較晚的階段，才會認知他們的母親只是一種人格。

2.3 兒童與神話

由於諾伊曼的精闢見解，使得我們能夠比較人類心靈的演化發展與兒童的心理發展 [參考《兒童》（*The Child*）及《初期的人格結構與動力》（*Structure and Dynamics of the Nascent Personality*）二書]。假如我們從神話的故事與意象來覺察人類心靈的歷史，我們便能夠了解兒童的心靈。

譯註 5　庫亞特立古（Coatlique）是阿茲提克（Aztec）神話故事裡的女神，又被稱為蛇裙女神。傳說中她是「大地之母」，某天她在巡邏時，天上掉下一撮羽毛，她把羽毛放在胸口裡，之後肚子裡就懷有阿茲提克部落的神（也就是之後的太陽神）。就在此時，庫亞特立古被自己的女兒（即月亮女神）帶著四百個哥哥（即星星神）殺死。但是，最後太陽神還是誕生了，並且打敗了月亮女神與星星神，成為力量最大的神。儘管庫亞特立古是阿茲提克神話裡的大地之母，但是，她也是會吞噬一切生命的殘酷女神。相傳當阿茲提克的族人生命到了盡頭時，庫亞特立古便會將族人吃掉，使族人能夠回歸大地。

　　當人們逐漸開始意識到自己（意即作為一個人與負責任的性格）的時候，恐懼與失落的感覺才能夠被釋放[參考艾瑞旭·佛洛姆（Erich Fromm）寫的《自由的恐懼》（*Fear for Freedom*）]。人類被趕出潛意識的純真天堂，而必須依賴他們所擁有的內在力量。無論從正向或負向的面向來發現或否認個人內在的力量，都是原型的形式。意識形成的歷程能夠藉由描繪神話故事中的神或女神這些原型、透過表現的儀式、用有形的象徵（圖騰、面具、石頭）來敘述原型等方式而發生。

　　神話故事不是被人類創造來娛樂他人或是打發時間而已，而是被用來表示當時的人們開始去探討他們為什麼被生下來、生活的目的是什麼、一切生命的泉源是什麼等心理情緒。這些同樣主題的神話故事在北美、南美、中國、愛斯基摩、非洲、亞洲、澳大利亞、埃及等地被發現，它們的基礎結構完全相同，因為這些故事都是描述關於人們經驗到大自然的普遍情緒。這些故事不是被創造出來的，而是人類在他們能夠表達之前用這樣的方式呈現他們的生活。

　　諾伊曼以在世界各地及所有文化中所發現有關宇宙開創的故事，對照於人類意識形成的歷程，發現到彼此之間是非常相似的。宇宙的開創與井然有序的建構之感覺與直覺，呈現出當時人類的心靈開始發展。最常被用來說明世界創造的故事，剛開始都說明世界是混沌的、黑暗的、無邊無際的，然後，某些東西開始出現了 —— 像是島嶼、蛋、一塊陸地或一隻動物，之後，陸地被水隔開、光明出現在黑暗中、太陽與星球被創造出來、地球開始有動物和人的居住等等。

　　有許多的神話故事是描寫關於神之間，以及神和祂們的小孩之間的戰爭，也有一些關於龍和英雄的交戰、關於復活與死亡的內容。諾伊曼綜合世界的信仰來描述這些神話故事的各種歷史階段，並將之與古老文化以及現代生活中的儀式與習俗比較。

　　在兒童心理發展的歷程中，兒童（就像他們的祖先）會逐漸察覺到他們必須成為大人以及他們必須要照顧自己的事實。兒童辨別正向與負向的經驗及情緒。他們對自己與他人會感到喜好與厭惡。當兒童逐漸變成大人，兒童開始覺察到他們必須仰賴大自然以及他們是凡人的事實。在生命的前幾年，幼兒經驗

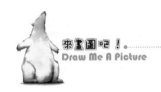

到的世界，就像他們的祖先所經驗到的世界一樣，是一個充滿不可思議的力量、怪物與危險的世界，因此他們必須有他人的支持與保護。遠古的人類活在擔心太陽會不會在每個早晨升起的恐懼之中，他們歸因動物、樹木與天神的超自然力量。儘管我們現代的成人察覺到大自然、物理量子，以及天地萬物間的規律，我們仍然畏懼著大自然深不可測的力量。依賴巨大和未知事物的感覺是常有的。

　　經過成長之後，每個兒童都會逐漸意識他們內在的天份，也會發現他們內在的人格核心。幼兒亦是如此，大約四歲的時候，他們開始獨立思考，並且會問關於他們從哪裡來、在他們出生前他們在哪裡、他們死掉將會去哪裡等問題。每個個體都必須去發現他們到底是誰以及他們活著的目的是什麼；每個人都必須要去尋找未被發掘的寶藏。這是個體化的道路；兒童在沒有別人要求的情況下自發性地開始走這條道路，如同自然的本能告訴他們必須要去喝水、睡覺和走路。

　　喬瑟夫‧坎伯（Joseph Campbell）是公認最具權威的神話研究專家。他指出古老的神話故事呈現在現代的世界裡，例如他陳述伊底帕斯的形象即使到現今仍然處於等待跨越的角落[譯註6][參考坎伯（Campbell）所寫的《千面英雄》（*The Hero with the Thousand Faces*）一書]。在所有的時期與文化中，神話故事呈現出重要的心理情緒。

　　人類在這個時代的慾望、反應與情緒，在古老的神話故事裡一再地被敘說與經驗著。有個例子是，當我們聽到笛（Di）與她的愛人多笛（Dodi）相愛卻不能結婚的故事時，全世界都會為笛的殉情感到哀悼。他們過早的死亡就像奧維德（Ovid）所說的《皮拉默思與笛絲貝》（*Pyramus and Thysbe*）的傳說[譯註7]，

譯註6　伊底帕斯是指戀母情結。譯者認為本句之意在於伊底帕斯仍為目前人類需通過的情結之一。

譯註7　皮拉默思與笛絲貝兩個人從小住在隔壁，兩人的家被一道牆阻隔起來。他們彼此相戀，然而因為家人的反對，使得兩人每天只能透過小小的牆縫情話綿綿。某天，兩人約好要私奔，約定在某天晚上到一個兩人都熟悉的地點會合。後來，笛絲貝先到約定地點之後，看到一隻母獅子在附近，因為害怕就先躲了起來，但是卻不小心把自己最常穿的那件衣服掉在地上。嘴角剛好沾有獵物血漬的母

或是莎士比亞（Shakespeare）所寫的《羅密歐與茱麗葉》（*Romeo and Juliet*）的故事一樣，甚而在近代的音樂劇如「西城故事」（*West Side Story*）與「西貢小姐」（*Miss Saigon*）中也可以見到類似的故事情節。兩個愛人儘管遇到了強烈的反對聲浪，仍希望會結合的這類童話故事，正象徵著人類想要從對立的層面達到和諧一致的狀態。假如不能獲得和諧一致，則結果是兩個面向呈現毀滅性的狀態[參考馬來恩・伍德曼（Marian Woodman）寫的《少女王》（*The Maiden King*）一書]。

另一個現代的神話「哈利波特」叢書即描述一個兒童感到孤獨與被拋棄，因而開始尋找他的真實身分。他的尋找過程可以比擬為容格的個體化歷程；這個原型的小孩（這個神聖的小孩）有著內在的渴望，希望能讓自己獲得自由與被他人拯救，進而發現及展現真正的自己。類似情節的故事常出現在許多的神話故事與童話故事裡，這意謂著即使一個兒童（或一個成人）沒有被領養、疏忽或虐待的經驗，他們仍有內在的渴望，想要去發現自己。被虐待或疏忽的小孩是我們自己未知及未被使用的心靈的一部分，其隱藏在一個潛意識、黑暗的角落裡。

遠古的人們會透過繪畫、音樂、舞蹈、戲劇與詩歌藝術性地表達這些情緒。所有的人類與文化都會跳舞、創作音樂、表演戲劇與實行儀式，這種藝術（這種技術）從孩提時代的遊戲與繪畫就開始存在於每個個體，並用來表達這些情緒。基於這樣的理由，我們可以說當兒童開始運用象徵（像是用遊戲與繪畫）來描述他們的環境與情緒時，就已經開始表達他們內在的（神話的）情緒了。特殊的環境會阻礙兒童追求這樣的自然傾向；由於心理上的束縛，以致於健康的發展無法發生。我們能夠透過兒童的繪畫、遊戲與肢體的律動來觀察他們的心理發展。我們會發現，如果一個兒童在特定的發展階段遇到困難，而我們創

獅子便把衣服咬起來玩。就在此時，皮拉默思剛好看到這一幕，以為笛絲貝已經被母獅子吃掉，因此自殺了。後來笛絲貝回來之後，看到皮拉默思已經死掉，也跟著自殺了。最後，兩個人都變成自殺地點附近的一棵樹上的暗紅色果子，相互陪伴。

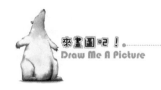
造一個允許兒童能夠自由表達的環境給他們，他們將會表達出故事、幻想的人物與遊戲，如同我們的祖先創造他們的神話故事、儀式與舞蹈一般。

2.4　身體與心靈

　　身體在我們如何表達我們的情緒中扮演一個重要的角色。探討人類特質的發展，可以追溯到我們存在的生物性起源上。地球上的生活也許是在原始的大氣中（海洋），由有機體連結的組成開始，根據生物演化的理論，這是接在行星與（單細胞）動物的組成後進行的。對我們而言，人類生活的起源有著一些疑團。我們熟悉蛋與精子細胞的描述，就像人類胚胎在其所有階段一樣，雷納特‧尼爾森（Lennart Nilsson）的《一個孩子的出生》（*A Child is Born*）一書中就包含了這些最早期發展的動人圖片。在子宮中，一群細胞從像蛇／像魚的形式開始發展，我們可以看見一個有尾脊椎骨及寬大頭部的極小的人在子宮內移動。脊髓的脊椎骨、肺臟、眼睛、耳朵與神經系統的發展被呈現及描述出來。我們行動、思考、行為像人類——我們知道即使在子宮裡，我們也注定會變成一個人。許多因素組成特別的人格特質，包含與生俱來的因素、環境與經驗。人格是由部分經驗與洞察所形塑而成的，這也是人生長期的歷程。

　　演化的、生物的、心理的與文化發展的研究顯示，兒童重複人類心理上的史前時代，就像胚胎重複生物性的發展一樣。人類胚胎的生理發展顯示人類的發展具有相似性，在子宮內的胎兒重複它們祖先的生物性發展。這樣的歷程不會在出生後就結束，嬰兒仍會全然地依賴母親或環境。過了幾個月之後，嬰兒開始爬行與進行探索；再過幾個月，嬰兒開始站立與開始走路。但是在生命的第一年，兒童不會說話也沒有意識。在這段期間裡，兒童學習觀察與認識他們周遭的事物與人們，他或她從察覺到的訊息以及對環境感到興趣中發展出一個獨特的人格。兒童首次發現自己是在家庭的保護環境中，家庭是他們學習發展智力的地方。成為成人之後，他們以自己的方式動身尋找自己，而最後他們會在新的環境中照料自己。

　　數百萬年間，我們的祖先經驗到同樣的歷程而逐漸形成意識。剛開始，有

一隻像猿猴的生物無法覺察到自己，而且必須依據來自大自然母親的食物與保護。牠起初用四肢移動，之後演化成人類並且可以直立行走。人類更深入地進化他們使用的語言，而他們的智力也成長了。新的領域開始被探索，而物理與數學的定律開始被發現，文化的、社會的與產業的演化幫助形塑出現代人的狀態；但是心理學與精神醫學都是在近百年來才開始被當作是科學，我們才開始逐漸熟悉我們潛意識的心理歷程。

心靈意識的發展不會從身體的覺察中被分離出來。當一個人說「我是」（I am）的時候，他所說的「自己」（himself）是指身體。最早期的生活經驗是藉由觸覺、嗅覺、味覺、視覺與聽覺等感官被經驗，這些來自早期的前語言（pre-verbal）與前象徵時代的經驗被儲存在身體的生理知識裡。

在瑪麗‧珍‧馬克爾（Mary Jane Markell）所著的《沙、水與寂靜：心靈的具體化》（*Sand, Water, Silence, The Embodiment of Spirit*）一書中即指出，身體與心靈之間有繁複的連結，可以在沙遊治療（sandplay therapy）的歷程中被看見。她引用容格所謂的「幽冥參與」^{譯註 8}（the participation mystique）並指出：**「我們全部的人都可以透過心智的身體（mind-body）與身體的自我（body-self）來靠近我們與生俱來的動物性智慧，像是我們的每個聲音、姿勢、沉默或舉止，我們也透過感覺、身體、呼吸與律動來表達身體的自我（第 204 頁）」**。我們的身體藉由我們的雙手做出動作，也會用舞蹈與律動表達前語言的經驗。當我們的雙手使用一些像是黏土、木頭、油漆與鉛筆等媒材時，能夠對我們的早期及非語言記憶賦予形式。

譯註 8　幽冥參與又可以稱為「神秘參與」。指的是人類從遠古祖先生活經驗中，不斷複製與遺傳下來的一種潛意識。簡單來說，幽冥參與就是指個人的意識對周遭環境有一股深切的認同感，因此沒有覺察到自己是在某種情境當中。這種情況是指個人對自我以及所面對的情境沒有覺察，導致自己處於其中而不自覺。大致而言，這種參與的過程與心靈息息相關，不僅能夠釋放心理能量，更具有創造性。就某種程度來說，人在一生當中，大多停留在此種狀態中。

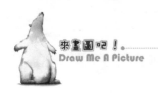

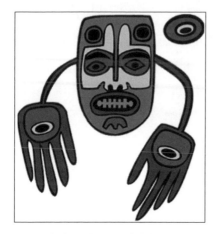

馬多克印第安傳說的庫都斯
（Kudush）（南美洲）

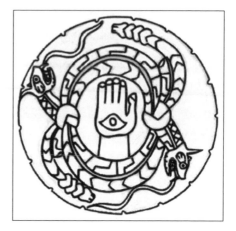

慶典的盤子，手裡的響尾蛇／眼睛
（阿拉巴馬州的蒙德麥爾市）

　　有很多古老圖畫都描述到眼睛與手的結合，這顯示從最早期的時候，人們已經知道眼睛與手之間是有連結的。眼睛是洞察的象徵，而手則是創造的象徵。

　　神經學的研究已經顯示沒有標題的影像記憶會被大腦的右半部給辨識出來，這與大腦半球會（無意識的）執行手部的動作是相同的，因此反映了荷蘭人（Dutch）所說的：當我們的嘴巴是沉默的，我們的手就在說話。

　　在自發性的繪畫與其他藝術的表達形式裡，手表達了潛意識的內在感覺。舞蹈治療與心理動力治療即使用了完全來自心理潛意識的身體表達，透過這樣的方式來反映早期的生理經驗。

　　那些與他們的團體以及文化有緊密連結的創造性個體，將會最先表達出他們的情緒。正如繪畫與藝術的歷史顯示，早期時代的人們已經能夠用藝術表達出新的、尚未被認識的內在感覺。

2.5　療癒性藝術

　　表達情緒對人類的心靈有正面的影響。「療癒性藝術」（healing art）一詞是指藉由使用藝術、舞蹈、音樂、戲劇與說故事，療癒性的歷程就開始產生。

在治療中，使用這些創造性方式的治療師看見他們的個案或患者有療癒性的歷程發生。這種創造性藝術歷程對心靈的療癒性影響，已經透過數不清的個案研究，以及各種不同形式與基礎的理論（像是創造性治療、音樂治療、舞蹈治療、藝術治療、沙遊治療等等）被驗證出來。

　　少數來自早期的藝術表達作品被保留下來，許多的實體作品都已經被摧毀或是遺失了。故事與儀式則是以上一代傳承給下一代的方式，被保存在神話與童話故事中，這些神話與童話故事之後被記載在像是荷馬（Homer）、維吉爾（Virgil）與格林（Grimm）兄弟等人的著作中。目前保存最完好的古老繪畫是史前時代的岩洞壁畫（cave drawing）。位於法國南部的拉斯科（Lauscaux）的岩洞壁畫被認為已經有一萬七千年的歷史，是目前已知的最古老的人類繪畫。

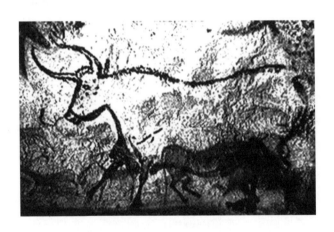

岩洞壁畫（法國南部的拉斯科）

　　類似的史前繪畫已經在南非、中國與南美等地的岩洞裡被發現。人們對當時使用的高深繪畫技法感到吃驚，這種高水平的技法暗示著人們已經繪畫了一段很長的時間了，也許更早期的繪畫會在某天被發現出來。這些岩洞壁畫通常描述動物、打獵的場景與／或人類的動作，這些描述已經被無數的專家試圖去探究與了解它們的意涵。因為要到達這些岩洞是困難的，且沿路充滿危險，因此這些繪畫大多是完整無缺的。我們假定早期要通往這些岩洞的道路也是困難

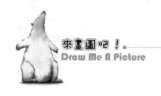

的。

　　艾瑞旭・諾伊曼賦予這些岩洞壁畫心理上的意義，認為史前時代的人們走過這些崎嶇的道路前往這些岩洞象徵著某種儀式，這些岩洞被他們當作寺廟；他更深入地指出，岩洞的牆壁或天花板上的繪畫所裝飾的動物會被殺掉，因為史前時代的人們依賴這些動物維生[參考《偉大的母親》（*The Great Mother*）一書，第 8 頁]。

　　運用這個理論，我們可以假定這些繪畫被用來連結人的罪惡與恐懼感，而有心理上的意義；我們也可以想像獵人在打獵的回程會比在去程時感到舒適。去某個地方、進行某個旅程的意義是指達到一個目標；不管是實際的進行一趟旅程或是旅程的內在經驗，旅程的意義仍然被表達在儀式的旅程、隊伍與朝聖中。同樣地，人們透過示威遊行表達贊同或反對某事，所傳達的是一個世界集體依賴的訊息：人們為了達到集體的目標而進行一個旅程。在較早的時期或今時今日，示威遊行可引起集體力量與合作的感覺，以及一種較強烈的個人內心平靜。

　　有另外一個因素能夠讓我們確認史前時代岩洞壁畫的重要性，這個因素在今時今日的心理治療中扮演一個角色，亦即把藝術當作表達內在情緒的方式而產生療癒性效果。

　　在史前時代，人類的記號也會出現在他們第一次去的地方，像是山頂、較深的岩洞，或是即使在月球上，都會留下名字、日期或是十字型的符號。在石頭與牆壁上的文字或圖畫，大量地遍佈在各個時代。他們會在埃及的墳墓（西元前十七世紀）、在龐貝城（Pompeii）的特殊寺廟（西元 80 年）與羅馬西斯汀（Sistine）的禮拜堂（西元 1500 年）中被發現。這些圖畫的一部分被保存下來，例如那些在墳墓、金字塔與洞穴裡的，而其他少數由大自然保護的圖畫，毫無疑問的會因時間的流逝而消失。

　　在岩石或牆壁繪畫的現代範例是始自 1950 與 1960 年代的現代塗鴉（graffiti），塗鴉常會在美國、中國、日本與整個歐洲的地鐵站、舊建築物的牆壁或是在高架橋或橋樑下被發現。我們可以說這些青少年深夜在大城市裡聚集，然後留下的非法塗鴉和岩洞壁畫創作的心理背景一樣嗎？在電腦出現後，人類逐

漸變成只是一個號碼而失去他們的認同時，塗鴉恰巧在這個時間點形成，難道只是巧合嗎？街頭塗鴉開始於嬉皮的年代，即是一個新自我意識時代的開始。當現代人開始耗盡自然資源而摧毀他們賴以維生的大自然後，人們開始尋求與老天爺和諧共處的旅程，而它在這個時間點出現難道也只是巧合嗎？紐約市的年輕人以及之後美國其他地區與歐洲地區的年輕人，不再視他們自己是藝術家；相反地，塗鴉是他們內在需求的展現，就像史前時代藝術家的岩洞壁畫是來自他們內在的需求一樣。

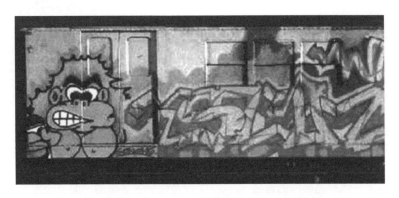

桑・瑞姆（Son I. Rem）所創作的大金剛塗鴉
（創作於 1983 年，位於美國紐約曼哈頓 11 區，百老匯 125 街）

　　最早的現代塗鴉是在紐約市的地下鐵站被發現的。剛開始的時候，是用「街頭塗鴉」（tag）這個字來表示，其後街頭塗鴉被延伸用來指其他的裝飾物與繪畫。街頭塗鴉最先可能是被街頭的不良少年用來區分地盤之用，但是前述的塗鴉也被用來當作是抗議某城市或某國家正在發生的某件事或反對某政策的符號。這些圖像與文字會交織在塗鴉裡，這樣的塗鴉也在中世紀的僧侶需要發送暗號、簽名時所製作的說明書中發現，這些塗鴉經過裝飾之後有著特別的意義。一個字母在字母系統裡的象徵性意涵能夠在書寫語言的歷史中發現。根據最新的人類學、生物學與神經學的研究指出，這些象徵性意涵是臉部與雙手的姿勢與表情傳達的結果。

　　史前時代岩洞壁畫與塗鴉的相似點是，他們都出現在難以到達的地點、是

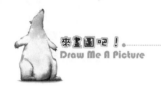

一個儀式的旅程，以及是用繪畫表達內在感的展現。

　　儘管目前塗鴉表達心理的力量似乎已經變小，而且政府也規定只有在特定地點才能合法的塗鴉，但是塗鴉到現在仍然存在。事實上，像是市議會想要某些地點有一些塗鴉形式的裝飾，卻只有少數人有意願在這些地點進行塗鴉。塗鴉創作者喜歡的是困難的、被禁止的、難以到達的或危險的地方。

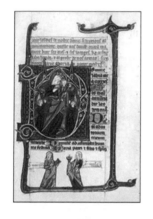

祈禱書上一個經過裝飾的簽名

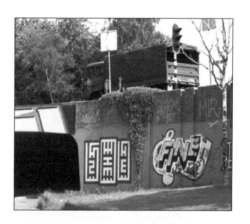

荷蘭安多芬市的一面塗鴉牆（2002）

　　或許現代數位化的高速公路與網路將會再次提供藝術家隱密地表達他們自己的機會。現代的「矽卡通」（silicon cartoons）似乎就是晶片的設計師使用塑膠的微電腦器具，運用微晶片的小分子進行繪畫（從二十到二十萬毫米）。這些設計中有三十五件被看過，應該還有更多的設計目前都還沒被任何人看過（參考網址：www.micro.magnet.fsu.edu/creatures/technical/packages.html）。

　　這些設計只能透過高科技的數位顯微鏡才能被看見。在這裡，我們再次見到人類如何隨著時間以及他們所生活環境的改變，調整生活，以及尋找一個具有特別意涵且大多數人（仍然）無法完全理解的繪畫與符號的形式，來裝飾隱蔽的地方。

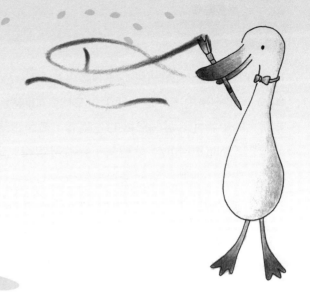

Chapter · 3
繪畫與心理

3.1 發展心理學與兒童一歲的時期

　　兒童在特定的年齡會使用特別的方式來畫圖，這就是為什麼想要了解兒童的繪畫時，一定要先提及發展心理學。自二十世紀之初，已經有一系列探討兒童心理發展的研究被完成；最早是比奈（Binet）聚焦在智力的領域中。甚至在第二次世界大戰以前，以及特別是在此後一段時間內（1945 年），一系列有關兒童創傷經驗的影響以及這些經驗對人格發展影響結果的研究已被完成。儘管有許多的臆測，但大多數的研究者均同意，受創傷的青少年對於往後成為成人有許多負向的影響。西格蒙・佛洛伊德（Sigmund Freud）的女兒安娜・佛洛伊德（Anna Freud）在戰爭期間逃到英格蘭後，在兒童之家工作，並針對那些突然與他們的父母親分離且受過教育的兒童進行問題經驗的研究。當她對兒童在特殊環境的發展完成較深入的研究之後，出版了關於她的研究發現的著作：《兒童時期的常態與病態 —— 發展的評估》（*Normality and Pathology in Childhood, Assessments of Development*, 1966）。

　　在 1950 與 1960 年代，多數的研究計畫開始初步了解許多關於兒童心理發展理論形式上的偏誤。英國的心理分析家瑪格麗特・馬勒（Margareth Mahler）發展了分離 —— 個體化理論（separation-individuation theory），這個理論是在她

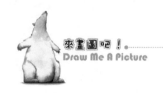
1957 年出版的《人類幼兒心理的誕生》（*The Psychological Birth of the Human In-fant*）一書中所提出；這個理論對其他人如何檢視零至四歲兒童的心理發展有著非常大的影響性。這個領域的先驅者，像是雷諾‧史皮哲（René Spitz）與約翰‧鮑比（John Bowlby）就觀察了介於母親與兒童間的連結，以及持續有母親照顧的重要性。他們的研究發現導致較多的人性化措施在嬰兒的家裡進行，並且支持住院的幼兒最好盡可能地獲得親生母親的照顧的觀點。在同一個階段，艾瑞克‧艾瑞克森（Erik H. Erikson）研究家庭與文化環境對於嬰兒發展的關係與重要性。基於艾瑞克森的研究，溫尼考特（D.W. Winnicot）發展了遊戲治療的形式，而且發現了繪畫與遊戲的重要性。皮亞傑在他的認知發展理論中描述了兒童的觀察與思考的能力階段。其他人 [像是佛洛姆（E. Fromm）] 研究文化與政策對人格發展的影響。許多其他的出版品出現在教育科學的領域中，例如布勒（Bühler）、溫‧安洛（Van Andel）、斯巴克（Spock）、布雷德葛羅英（Bladergroen）等人，這些特別是為了幫助父母親教養他們的孩子而著述。在 1960 與 1970 年代，因為面臨當時的父母親不想再聽到應該如何教養兒童的反兒童教養權威的聲浪，這類的著作開始消失。更多陳述不同學校與理論的研究持續被出版，有時候會補充其他的研究，有時候則會反駁其他的研究，但是兒童心理學很少被注入新的觀點。

儘管我們在認知、運動神經以及分析等領域的知識已經大大地擴展開來，當代的兒童心理學仍然靠著戰後的理論架構支撐。

在 1980 年代，艾利斯‧米勒（Alice Miller）所寫的《天才兒童的悲劇》（*The Drama of the Gifted Child*）以及《為了你好》（*For Your Own Good*）兩本書受到很多的關注[譯註9]。在這些書中，米勒寫到關於「毒性教學」（poisonous pedagogy）的概念，認為無論是父母或兒童都會拒絕毒性教學的教養方式，而且兒童會因為必須持續不斷地適應新的要求而造成心靈的傷害。

譯註 9　艾利斯‧米勒所寫的《天才兒童的悲劇》一書，中文版的翻譯名稱為《幸福童年的祕密》。

3.2 分離—個體化的理論

　　在下列的章節中，將以眾所皆知的兒童心理發展理論，特別像是皮亞傑、溫尼考特與馬勒這些以研究嬰兒與幼兒時期的發展與其遊戲的意義的理論為基礎，來討論兒童繪畫的重要意涵。此外，演化的觀點、基於容格分析理論的象徵與神話解釋的觀點，以及諾伊曼的兒童發展理論也都將被使用。

　　因為瑪格麗特·馬勒的分離—個體化理論在兒童生命的第一年扮演如此重要的角色，因此更深入的檢驗此理論是有幫助的。當一個孩子誕生且臍帶被剪斷之後，便有別於出生之前需要依賴母親一起行動，這個兒童將逐漸成為一個能夠獨立呼吸、飲食與運作全身機能的人。馬勒稱這個歷程為「生物的誕生」（biological birth）。出生之後，兒童仍然完全地依賴以及被養育、保持溫暖，並受到照顧而生存下來。出生前或出生的前幾週（也許會到幾個月），母親與兒童都會經歷到所謂的「共生階段」（symbiotic phase）；在這個階段，母親與兒童會相互依賴，而且能夠感覺到彼此的需求。就像母親知道她不再將小孩保存在她的子宮中一樣，兒童知道他或她必須被誕生。在出生後的前幾週或幾個月內，這樣的共生關係持續在餵養與照顧方面。新生兒無法分辨他或她的身體與外在世界。兒童對世界的感覺是一致的：亦即他或她就是世界、自己是強而有力的與自我中心的。

　　逐漸地，兒童與外在世界的形式開始切割了。兒童發現到經驗他或她自己與經驗其他事物的差異，例如兒童會發現吸吮自己的手指頭與吸吮媽媽的手指頭，感覺不一樣。兒童探索、比較與經驗到「差異」（difference）。我們假定共生階段會持續六週到三個月，其不僅會因個別的兒童而有所變動，也會因為在逐漸轉換到下一個階段的時候，出現徹底的退化而回到較早期的階段。

　　馬勒相信當兒童的臍帶被剪斷之後，兒童在生理上是自主的，但是在四歲以前，兒童在心理上是不自主的。她稱這個自主為「心理誕生」（psychological birth）。馬勒解釋第一個階段是共生階段，接下來是**分離**（separation），也就是**個體化**（individuation）開始發生。過早的分離會引起被遺棄的感覺，因為心

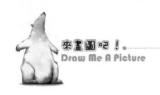

理的機制尚未能處理分離的感覺。另一方面，占有慾強的母親會阻礙分離的發展 —— 儘管兒童已經準備好身體與認知的分離。分離意謂著兒童能夠與他們的母親分開，而感覺到他們自己是一個個體、一個特有的人（own person）。在生理的感覺上，這不會與母親的分離感到混淆。

假如分離進行得好，個體化的第一階段就會發生。在最早期的自我認同階段，「我是誰」（who I am）不再是一個疑問，而「我是」（that I am）才是問題[馬勒（Mahler），第 8 頁]。根據馬勒的說法，只有在大約四歲左右，兒童才能達到特定的心理自主，我們可以稱此為「心理誕生」。馬勒以及與她同時期的那些人（鮑比、艾瑞克森）關於嬰兒期與兒童早期的研究與著作，強調母親與兒童關係的重要性，即使在今日，仍然非常具有影響性。現代心理學的研究者認可這個連結理論。

根據分析理論，兒童與母親（也就是兒童與世界）最早的關係是兒童之後與外在世界關係的基礎。與母親建立一個安全的早期關係，將使兒童能夠朝向與他人建立安全的關係、與所有事物有依附的成長與發展的可能性。但如果這個基本的關係被損害，兒童會繼續依賴並將阻礙他的發展；這樣的損害關係可以透過在治療中使用象徵獲得修復。在藝術的和創造性的歷程裡，兒童將能再次接觸「內在的母親」（inner mother），而這個原型的力量存在於每個人類的身上。這樣的治療性歷程（運用一個被領養的兒童）已經被一位羅馬的容格學派的分析師與沙遊治療師安卓納・納芙尼（Andreina Navone）描述，且運用在其治療工作中[參考《雙重的誕生：艾曼紐的臨床故事》（*The Double Birth: A Clinical Story of Emanuele*）；《沙遊治療期刊》（*Journal of Sandplay Therapy*）第七卷，第一期，1998 年]。

嬰兒與年幼兒童的生理、情緒與社會的發展是如此地快速與劇烈，以致於如果這樣的發展持續下去，每個兒童到十二歲時將會長成巨人與天才。幸運地，介於七至十二歲時，無論是生理的或心理的成長都是較緩慢的，這個時期被視為是「潛伏期」（latent phase）（潛伏意味著隱藏、不可見的）。生命的前四年是如此急遽，大多數的事物都會發生，而兒童則會獲得強烈的經驗。兒童必須用某種方法來處理這些強烈的經驗，才更有能力去處理之後的階段。心靈必

須開始運作，而且時常透過一個反覆的歷程。我們知道令人印象深刻的經驗必須不斷地被訴說，以及一而再、再而三的經驗才能夠類化它們。

一些人認為，提出兒童需要處理一歲的生活（包含懷孕與誕生）的觀點是誇大的。但是他們是錯誤的。儘管對母親與兒童而言，分娩是一個自然而且不可避免的歷程，但它通常是一個痛苦的歷程。特別是在現今，許多兒童藉由藥物以及科技的協助而誕生，懷孕與出生前後的創傷經驗風險（像是保溫箱或是手術）是日益增加的。從一個兒童長成一個大人對我們所有的人而言也是一個自然且不可避免的歷程，當中涉及許多痛苦與挫折的情境。為了生存下來，人們已經發展了許多應付這些挫折的方法，大多數是自然的方法，有一些則是大人在兒童時期藉由遊戲的方式練習而來的，這就是為什麼兒童應該被鼓勵運用各種形式來表達。

3.3　兒童繪畫的心理研究

兒童的繪畫在心理學領域是一個新的研究主題與範疇，只因為兒童的繪畫在較早期的時代沒有被保存下來。我們可以假定很久以前的兒童就會畫圖，但是只有在紙張開始普及（約在十九世紀晚期）與兒童開始上學時，他們畫的圖才會被保存下來，進而開始研究與比較。在這之前，兒童也許會在石板上繪畫、用樹枝在沙子上繪畫、在窗戶或鏡子上繪畫。一些兒童逐漸成為藝術家，而我們知道某部分兒童在他們長大的時候會繼續繪畫。繪畫通常會出現在娛樂或是遊戲的時候。只有當人們開始保存與蒐集圖畫時（特別是在學校），研究才會依據特定的發展基準來說明兒童的繪畫。四處都可見到相同的塗鴉、線條、形狀、人與房子就是明顯的證據。

羅達‧凱洛格（Rhoda Kellogg）出版了許多關於學齡前兒童的繪畫研究。1928 年以來，凱洛格蒐集了將近五十萬幅來自世界各地的兒童繪畫。她研究藝術的發展，並將世界各地常見的繪畫形式做分類。在凱洛格所著的《分析兒童的藝術》（*Analyzing Children's Art*）一書中，她提到基本塗鴉、蛋型結構、中心點、有著放射線（與臉）的太陽、畫人的發展等等；連帶提到繪畫裡頭情緒

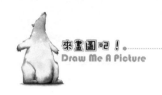

的重要性。對兒童而言，會有一股必然的動力催化他們自然地在紙上畫出特定的線條；這些圖像會激發出美觀與和諧的審美感。凱洛格的書指出，應該允許兒童自發性地繪畫，而不是把繪畫當成課程。讓兒童在學校和休閒時間自由地繪畫在當時是相當新穎的觀點。

當時很少注意到或幾乎沒有注意到繪畫裡頭的溝通性與情緒的重要性是可以理解的。因為在當時，鮮少人知道佛洛伊德與容格的理論，而且也只有少數關於嬰兒或學步兒的心理與情緒發展的研究。儘管如此，之後的時期就開始有一些研究使用兒童的繪畫當作診斷性的工具；例如，有研究發現當兒童在特定年齡畫出愈多的細部圖形，這個兒童的智力就愈高，但因為這個結果與後來其他的智力測驗發現不一致，因此便放棄了使用繪畫測驗當作測量智力的工具。以羅夏克測驗（Rorschach test）或是畫人測驗（Draw-a-Person，簡稱D.A.P.）為基礎的客觀評估指出，兒童的情緒狀態被證明是不可採信的。特別是在1950與1960年代，評估繪畫以及以情緒內容為基礎的兒童繪畫是常見的，但是這常被質疑缺乏健全的以及理論的基礎。

許多當代的心理學與教育學研究聚焦在兒童的繪畫上，像是兒童繪畫的方法、他們如何以及為什麼開始、當一些細節被增添，繪畫會如何發展等等[如卡克斯（Cox）、梅肯斯（Meykens）]。在這些研究裡，認知的發展受到最多的關注。根據李奎特（Liquet）與皮亞傑所提出的發展理論，年幼兒童的繪畫被認為是一種遊玩與練習的形式[格林（Glyn）、湯瑪士（Thomas）]。大致而言，現代心理學較少（甚至不會）聚焦在兒童繪畫的情緒意義上；這是可以理解的，因為大多數的心理學家都是計算或是測量取向的。統計已經逐漸成為心理學領域重要的一部分，而且一個心理學家不會在沒有測驗效度或統計支持的研究發現下進行論述；他們遵循的是一加一等於二的計算法則。

情緒是難以用統計來表達的，就像在測驗時要求兒童畫出一個「討厭的人」（nasty person）—— 例如一個偷糖果或其他東西的人，就可以很明顯地看出來[卡克斯（Cox），第83頁]。這樣的任務忽略了兒童對「偷糖果或其他東西的人」的個人詮釋，因為特定年齡的兒童需要面對特定的情緒問題，例如一個兒童在得不到足夠的注意力時，也會偷糖果或其他東西給自己。這類的測驗要求

兒童以「討厭的人形」（nasty figure）投射出某人，其繪畫任務對兒童情緒的意涵而言有著矛盾的情緒與複雜的感受，因此無法客觀地評分。研究者對於兒童會將討厭的人形圖畫得多大或多小感到興趣，但是他們發現沒有任何顯著的跡象呈現與情緒相關聯。這是合乎邏輯的，因為這個測驗不是測量事實，大多數的兒童都曾經或再三地從廚房的櫥櫃裡偷糖果，而這個淘氣的小男孩或小女孩不會被指責為「壞的或討厭的」（bad or nasty）。闡述兒童繪畫的心理與情緒的要素必須考量關於兒童的許多不同因素，像是個人的特性、生活經驗、文化環境與年齡。假如我們增加象徵意義的複雜解釋來看兒童的繪畫，我們會發現在兒童的繪畫裡頭並未（尚未）發現算術的準則，因為人類的心靈有許多複雜的面向。但這並不意謂著兒童的繪畫缺乏情緒上的意涵。

　　要了解兒童，首先要了解的是，兒童在世界上試圖發展在家的感覺時，其感覺與直覺是首要功能。只有在稍後的階段，思考與觀察的功能才能發揮作用。因此，我們不需要只用像是思考與觀察等理性的功能來看待兒童的繪畫，以及計算局部的地方或去測量線與面之間的意義。假如我們忽略掉兒童情緒生活的背景以及兒童與繪畫主題之間的關係，我們將會遺漏掉許多訊息；我們也必須使用我們的感覺與直覺。感覺或直覺時常被心理學家拒絕，他們彷彿擔心使用直覺來思考某事物就會被視為是不科學或模糊的，然而，最偉大的數學思考家之一的阿爾伯特‧愛因斯坦（Albert Einstein）即指出，一個科學家必須具備哲學式與直覺式的思考。愛因斯坦在《思想與選擇》（*Ideas and Opinions*）一書中即提及，直覺式思考對於發展更高層次概念的重要性。直覺與我們必然是好伙伴！一個好的研究者也許會見到一些特別的事物，而他的直覺會告訴他這是重要的。他會思考關於他所見到的部分，並且會據此描繪出特定的結論。他會逐漸覺察到某些事物，新的發現時常就發生在這樣的情況中。當我們在之後的章節探討意識的描述與歷史時，我們會發現人們的思考與感覺就是從他的觀察與直覺而來的。

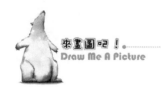
3.4 遊戲與治療

　　大多數的心理學家都同意以下的假設，即在童年時期可以發現兒童學習如何因應挫折的準則。對兒童而言，玩遊戲就是他們表達如何因應挫折與情緒的最好方式。玩遊戲的某種方式之一就是繪畫。我們並不是指一種消遣或是成人行為的模仿，而是用遊戲與創造力來表達內在的感覺；這對成人與兒童而言都是重要的。成人也會尋求創造性與藝術性的活動、博物館、音樂、戲劇、運動或遊戲來反映他們日常生活中的挫折與問題。

　　人類的歷史告訴我們，兒童經常在玩遊戲。在所有的時期與文化裡，都可以看見律動、唱歌、跳舞、玩競賽型的遊戲以及玩象徵成人世界的物件。在巴黎的羅浮宮（Louvre），就有關於西元前五世紀在泥塊上記載擲蹠骨遊戲的描述[譯註10]。在龐貝城（Pompeii）的溼壁畫上，我們可以發現女孩用鐵筆寫作（或繪畫）的圖畫。在小亞細亞（Asia Minor），一個西元前三世紀裝備著武器而且可以移動的玩偶流傳到現在。羅馬帝國（Roman Empire）流傳下來的玩具馬車[參考威廉森（A. Willemsen）：《羅馬的斯毗德格博物館，在世界帝國的兒童》（*Romeins Speelgoed, Kinderen in Een Wereldrijk*, 2003）]。在文藝復興時期，小女孩們玩娃娃屋，而小男孩則玩錫製的士兵。在稍後的時期，工業化的機器製造了世界各地各種不同種類的物件給男孩與女孩。

　　治療師後來發現，遊戲可以當作治療的方式。佛洛依德把玩遊戲當作一種幻想實現的方式或是再出現的驅力。在二十世紀初期，英格蘭的馬蘭妮·克萊茵（Melanie Klein）開始發現遊戲的世界。她偶然發現遊戲的治療價值，當治療期間無法與兒童接觸時，她會提供她個人的兒童玩具箱給兒童，兒童便會自發性地開始玩遊戲，而克萊茵發現兒童使用兩個小的玩偶代表他自己跟他的朋友[參考克萊茵（Klein）1937年所寫的《兒童的心理分析》（*The Psycho-Analysis*

譯註10　蹠骨是用山羊、綿羊等獸骨所製成。在蹠骨上會標示出圖案，而以類似今日擲骰子的方式進行遊戲。

of Children）一書]。之後，遊戲的意義開始汲取大多數現代發展心理學的理論而變得相當廣泛。

3.5 繪畫與治療

　　探討兒童繪畫較深層意義的研究，最後帶給與兒童工作的心理治療人員開始觀察繪畫與其他創造性的表達形式的治療性影響。當兒童被給予繪畫的機會時，他們會覺得比較舒服。這個領域的重要心理治療師蘇珊‧巴哈（Susan Bach）在 1952 年出版她第一次針對重症兒童的繪畫研究。幾十年來，她蒐集、研究與評估上千幅兒童的繪畫。在《生命彩繪他的人生》（Life Paints His Own Span）一書中，她描述了一個令人印象深刻的例子，內容是說生病的兒童覺察到他們的危險與絕望的處境。她指出這些兒童繪畫裡頭關於恐懼與需求訊息的例子，她也指出這些繪畫中的某些部分具有特定的預測性內容。其他與生病的兒童一起工作的知名心理學家，像是卡斯波‧凱潘希爾（Kasper Kiepenheuer）[著有《兒童病人的自殺》（Was Kranke Kinder Sagen Wollen）一書]、伊莉莎白‧庫巴勒－蘿絲（Elisabeth Kübler-Ross）[著有《兒童與死亡》（On Children and Death）一書]與葛瑞格‧佛爾斯（Gregg Furth）[著有《繪畫的祕密世界：藝術與療癒》（The Secret World of Drawing; Healing through Art）一書]等人也蒐集、分析與編寫了關於兒童的繪畫。

　　從很久以前藝術治療師就知道藝術性的表達具有治療性的影響。在大多數的歐洲國家以及世界其他各地，許多大學已經結合心理學與藝術的歷史開設藝術治療的學程。在荷蘭，藝術與治療的課程設計者時常會使用頗負盛名的理論，像是起源於人智學的學校、奠基於創造歷程的創造性治療[例如史密斯坎普（Smitskamp）]、訴諸分析[例如布羅姆（Brom）與克利費思（Kliphuis）]、藉由遊戲治療的視覺化溝通[例如海倫朵恩等人（Hellendoorn et al.）]。有許多不同的理論使用繪畫來當作診斷的工具，最近常在荷蘭被使用的工具之一是佛勒（Fowler）與克萊（Cohen）所發展的「系列診斷性繪畫」（Diagnostic Drawing Series，簡稱 D.D.S.）。在英格蘭，荷蘭的創造性治療師瑪麗‧拉頓－紗麗（Ma-

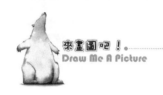
rijke Rutten-Saris）將她所做的繪畫研究當作是一種診斷性工具，此工具名為「拉頓－紗麗指數」（*Rutten-Saris index*）（2002）。此工具包含了對繪畫時所做的動作進行分析。我們還不知道這些測驗被國際認可的程度，但是，在此提供這些繪畫媒材運用在診斷與治療中的初步價值。

3.6　容格取向的分析治療

　　分析心理學引發我們去了解心靈深處與象徵的意涵。藉由其他像是現代發展心理學、藝術歷史、神秘信仰與文化神秘信仰的研究、創造性治療等額外的理論與觀點的輔助，我們可以嘗試了解繪畫的意涵。

　　從 1980 年代開始，一位瑞士的容格取向分析師，同時也是一位神學家與哲學家的蘇黎世容格協會的教授，英格里德‧力德（Ingrid Riedel）已經論述說明了繪畫在治療歷程中的重要性。在這個主題中，她提及關於繪畫的象徵性意義，以及繪畫如何幫助人們面對自己的問題，而更重要的是，繪畫如何協助人們靠自己解決這些問題。使用原型的內容與集體潛意識來看待象徵的意義是容格學派的觀點與理論，在非語言的治療歷程中更會被特別的使用。在大多數的歐洲國家、美國與日本，容格理論取向對象徵的解釋與形式是廣為人知的。

3.7　沙遊治療

　　東方的思想與信仰（如佛教的禪宗）已經開始影響到西方的心理學，而「靈性」（spirituality）一詞在現今已被廣泛使用，東方與西方哲學的整合已經逐漸開始。創造性與遊戲兩者都使用在不會被語言或測驗工具所阻擾的非語言形式的表達，引發我們藉由來自童年時期的純真與自發性的表達形式，與心靈的原始部分以及較深層的部分接觸。

　　沙遊是容格取向的分析師朵拉‧卡爾夫（Dora Kalff）在 1970 與 1980 年代之間所發展的，她曾經在蘇黎世容格分析學院學習，也認識容格本人。在此，她學習瑪格麗特‧羅恩菲爾德（Margareth Lowenfeld）所發展的「世界技法」

（World Technique）—— 即一種使用沙與物件來針對兒童進行測驗的方法；並且在英格蘭時與溫尼考特一起工作。朵拉‧卡爾夫發現玩沙子對心靈的治療性影響並在《沙遊：通往靈性的治療取向》（*Sandplay, A Psychotherapeutic Approach to the Psyche*）一書中說明。她曾經參訪日本並在鈴木大拙（D.T. Suzuki）底下學習禪宗。在瑞士，她與艾瑞旭‧諾伊曼發展出所謂的「沙遊」治療，起初對兒童使用，之後應用在成人上。國際沙遊治療協會（International Society for Sandplay Therapy，簡稱 ISST）在 1989 年成立。朵拉‧卡爾夫花了很多時間在日本；日本將沙遊治療放在現代佛教禪宗的哲學思想中進行完整的研究。國際分析心理學研討會（International Congress for Analytical Psychology，簡稱 IAAP）於 1995 年在洛杉磯召開，而容格取向的分析師哈利特‧佛萊德曼（Harriet Friedman）在當時發表了一篇關於沙遊的文章。荷蘭沙遊學會（Dutch Association of Sandplay Therapy，簡稱NVST）在 2003 年成立。最近，德國開始研究沙遊治療在兒童與青少年身上的治療效果。沙遊持續獲得國際性的大量關注，每年都會有來自理論背景以及實務工作案例的著作出版[例如阿馬杜達（Amatruda）、安曼（Amman）、布雷德威（Bradway）、凱利（Carey）、瑪凱爾（Markell）、史坦哈特（Steinhardt）、韋麗寶（Weinrib）等人]。沙子在世界各地古老儀式中的運用帶我們回歸到被現代西方文化長期忽視的地球以及大自然的要素。使用我們的雙手與沙子、水等大自然的基本元素接觸，經由雙手就能產生內在心靈世界與外在世界的連結。透過沙遊，這個連結可以經由一個或上百個如房子、樹、動物與人等物件在沙盤中構成視覺化的場景。

　　具有立體感的圖像會在特定大小的沙盤中被創造出來。這些沙圖可以與平面的繪畫相互比較。2001 年在瑞士舉行沙遊治療國際研討會時，以旺‧潘寧頓（Yvonne Pennington）呈現兒童使用沙子、水與（幻想性）物件遊戲的發展的研究報告。兒童在繪畫的發展是值得注意的，且在理論上已得到證實。同樣地，遊戲是兒童表達他們自己的一種普遍的方式，就如同他們使用藝術一樣。

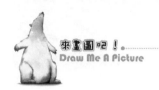
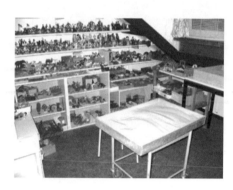

沙盤與物件櫃
[作者位於荷蘭努恩鎮（Nuenen）的辦公室，2002]

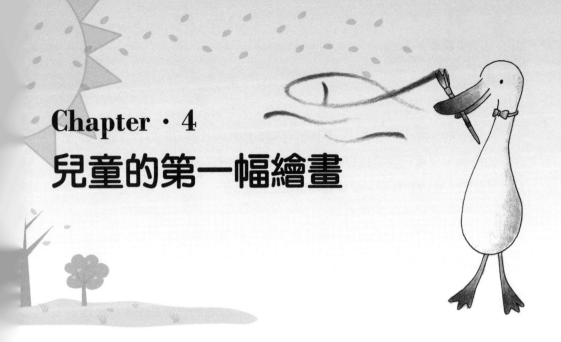

Chapter · 4
兒童的第一幅繪畫

4.1　普遍性的繪畫

　　全世界各地與各種文化中，兒童所畫的第一幅圖畫總是相同的。因此許多研究者已經完成這種現象的研究，而我們也可以接受這些研究論述的準確性。

　　圖畫可以象徵某件事情不太對勁，但是，在我們確認這些象徵前，我們必須了解兒童正常繪畫的功能與意涵；正如一個醫生必須在他或她診斷出異常與疾病之前，先了解健康的身體是如何成長與其功能為何。只有這樣，我們才能夠檢視個別的兒童，以及發現兒童在他或她的繪畫上之個人心靈發展的象徵。繪畫顯示了兒童如何以及在何時經驗到特定的心理發展階段。

　　依據瑪格麗特‧馬勒的理論，兒童四歲之前的心理尚未誕生，而兒童的第一幅繪畫也要到四歲時才是呈現一個兒童表達的階段，因此四歲以前的繪畫被稱作「過去的影像」（images of the past）。一個介於兩到四歲間的兒童，是開始使用概念進行繪畫的時期。在他們一歲的時候，男孩與女孩們會用完全相同的方法來畫畫，大約到四歲的時候，過去已經趕上現在，兒童能夠較深入的發展他或她的獨特人格。從這個時期往前看，我們會發現男童與女童們所創作的繪畫有較大的差異。之後，我們密切注意歷經青春期的繪畫創作，因為普遍的心理發展仍然在這些階段中持續發生著，而我們可以辨認出這普遍的繪畫到這

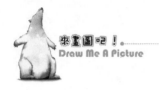
個階段為止。

假如兒童手裡有一支筆，大多數的兒童大約在十八個月大時就會開始繪畫。在那個時候，兒童已經可以自己走路，儘管無法把話說完整，但他或她可以了解大多數的人在說些什麼。兒童開始重複他們聽到的話，同時他們也開始繪畫；他們同時開始塗鴉與牙牙學語。

接下來描述兒童繪畫的呈現順序是與兒童繪畫形成的順序是一致的；這並不是完全精確的順序，因為發展與成長不會完全依照數據化的曲線圖來進行。更甚者，有時候會同時發生前後來回變動的情形，或者有時候在較早時期的繪畫中呈現較高水準的狀況。繪畫中會包含許多父母應該去注意的象徵。因為大多數的父母不曾仔細看過兒童的繪畫，我們接下來將會討論各個繪畫獨特的特性。實務工作將協助我們去認識繪畫的細節，進而撇開兒童所創作的第一幅繪畫只不過是亂畫而不具有任何意義的想法。事實上，假如我們能夠徹底檢視這些早期的塗鴉，將會發現它們其實有特定的形式。

4.2 沒有邊界的繪畫

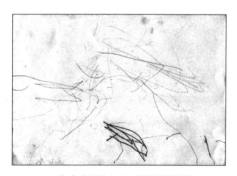

一歲九個月大女孩所畫的圖

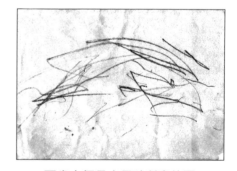

兩歲十個月大男孩所畫的圖

描述

這些繪畫都超出紙張的邊緣。繪畫裡的線條都以隨意前後來回且往各個方向的方式呈現。

🍎 意涵

　　學步中的兒童所創作的第一幅塗鴉大多是相同的。兒童的行動不是優雅的，而是笨拙的，要拿起一支鉛筆是困難的。線條會以各個方向呈現，而且紙的邊界不會被注意到。儘管兒童不是真的在繪畫，但事實是「紙上出現某些事物」似乎是最重要的結果。

　　我們可以視這些介於一歲半到三歲兒童所創作的繪畫為一種無邊界感的肢體表達。這些繪畫像胎兒在子宮裡的移動與感覺，就像它會被前後來回晃動，也會隨意地往任何方向移動。還沒出生的小孩 —— 胚胎期的胎兒並不知道他或她最早期在子宮內發展階段的限制（直到概念形成後大約三個月才會知道），因而經驗到無邊界感與潛意識。

　　神話式地來說，這可以被比擬為世界被創造前，處於混亂、黑暗與不停轉動的階段。這是「有某些事物存在」的史前階段，但是沒有時間，它只是一個浩瀚無際的狀態。上與下、天堂與地球之間並沒有區分；沒有矛盾之處；像是「為什麼」（why）以及「從哪裡來」（from where）這類的問題尚未被問起；沒有空間感與時間感。

　　「海洋情感」（oceanic feeling）一詞的表達與使用，最早是來自當代佛洛伊德學派的學者桑德‧費倫奇（Sandor Ferenczi），這是一個對於生活初始階段的貼切描述。這種海洋情感是指我們生物性的存在起源，就像最初的細胞在原始的水中會用許多方式流動，而可以被比擬為胚胎在子宮內的羊水裡流動，這與海洋中的水在它的鹽與礦物質裡頭流動是相似的。

　　有些兒童在子宮內遭遇創傷經驗，如生病、受到感染或帶原等等。生理或神經學上的異常會發生在這個胎兒期的階段，而導致發展遲緩。這些異常的兒童也許會繼續地畫（或玩）無邊界的主題。假如兒童繼續創作這些無邊界的繪畫 —— 儘管他已經不再處於學步階段，我們也許想知道他們是不是有生理上的問題（例如麻痺患者）或發展上的延遲等。但是，從心理或生理的觀點來看，這些混亂與無邊界的表達也許是對最近的挫折經驗或受創經驗的反應。

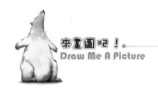
🍎 案例說明

　　一個七歲大的女孩來到我的辦公室。她的母親說這個女孩非常活潑好動，不聽父母親的話，而且非常難入睡。她的父母親常吵架，而且早在幾個月前就離婚了。父親四處遊走，已經有了一個新女友，這個新女友已懷有他的小孩。

　　當這個女孩第一次來的時候，她問我是否有準備所有的顏料給她。她站在一個附有圖畫紙的木製畫架前，用一支畫筆伴隨很大的筆觸在紙張的全部版面繪畫；事實上，她彷彿沒有看見紙張的邊界，因為她也會畫在紙以外的木板上。桌子上放置了一個沙盤，她用雙手去亂抓沙子、往空中丟沙子也往地上灑、從水龍頭盛水倒在沙子上、用鏟子挖一些沙子裝進瓶子裡，然後讓每樣東西保持它原有的樣子。她接著到娃娃屋，將娃娃屋的門開開關關地玩著。之後，她來到我的面前，並要求坐在我的膝上，她問說：「我可以在你的臉上畫畫嗎？」

　　無邊界感、混亂感與無限感是遭遇創傷經驗的正常反應。當聽到壞消息或失望的消息時，我們像從地面掉落，而對時間與空間沒有感覺，身體與靈魂似乎沒有目標地四處漫遊；這樣的感覺或經驗會發生在每個人的身上。通過這個階段而開始另一個新的階段是重要的，這個有著穩定性的新階段可以透過繪畫、遊戲或行為被表達出來。

4.3 蛋型的繪畫

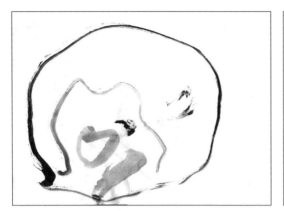
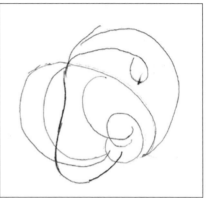

兩歲大女孩所畫的圖　　　　　　　　兩歲五個月大男孩所畫的圖

描述

　　一幅蛋型的繪畫裡頭至少會發現一個細胞核。繪畫不再超出紙張的邊緣了。

意涵

　　與散落在紙張各個邊緣的無邊界繪畫相較之下，這裡的繪畫有清楚可以被辨識出來的形式。因為有各種媒材與顏色的變化，因此繪畫可以有許多的形式，而其中最常被辨識出來的是蛋型繪畫。這對一歲半到三歲的兒童而言，的確是一種新形式的繪畫方法。

　　蛋型繪畫的形式就像子宮的輪廓，而且包含了胎兒的細胞核或胚胎。這些繪畫表達了安全感、核心感、被某樣較大的東西保護著的感覺。這種限制與形式的經驗會接續在沒有形式或方向的經驗之後發生。這些胎兒時期的感覺可以

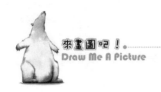

連結到人類逐漸意識到某些事物存在時。兒童僅用一個動作畫出蛋型繪畫。假如兒童愈畫愈多，我們會看到胚胎愈來愈大，而逐漸地填滿了整個子宮。這是個成長的階段，而觀看健康的兒童繪畫的歷程也是一種樂趣。

蛋是某件事物成長的開始，也是某件事物已經存在的結果。蛋型的感覺是與我們存在的源起相關聯的，可以在許多不同文化所創造的神話故事敘說中被看見。許多這類的故事涉及「圓的起始」（round beginning）——核心，即談論這個世界是從何組成的；這也被哲學研究的「宇宙蛋」（World Egg）所確認譯註 11。時常被提及的是，「某些事物」是未知的，且希望讓自己本身被知道的。這個「某些事物」就是神聖的起源。用象徵的語言來說，世界的創造被認為是陸地與水的分割，彷彿陸地是從海水升起而形成。

習慣懷疑的讀者也許會思考某人如何能夠記住出生以前的事情。這個記憶也許不是智力層面的記憶，而是在潛意識層面的生理記憶。在一位知名的超個人心理學研究者史坦尼斯拉弗·葛羅夫（Stanislav Grof）所著的《探索意識極境》（*The Holotropic Mind*）一書中，即描述出生的歷程對個體之後成長的影響。當代的醫學與生物學研究也已經顯示，出生前母親與胎兒身體的和諧一致會影響母子間的心理互動。無論是母親對兒童的正向或負向的感覺，都會引起兒童的反應。

此外，最近已經有愈來愈多關於出生前記憶的說明。這顯示當嬰兒在子宮時，能夠聽見來自他或她母親的聲音，而且之後能夠辨認出這些聲音，像是他們會習慣狗的吠聲、他們會辨認出特定的音樂並做出反應。胎兒會對藥物、酒精與香菸等產生反應，而在子宮裡頭的環境中產生內在的化學歷程。情緒化的想法也會引起身體上（生理）的化學反應；例如，一位孕婦與她的先生在市區裡散步，看到另一對夫妻推著嬰兒車，她的先生便指出不久的將來他們夫婦倆也會如此。這種有效果的感覺（快樂的、矛盾的、緊張的）會引起生理、化學的反應，像是感到溫暖或冷漠、顫抖或有不規律的心跳，就像是當你墜入情網

譯註 11　宇宙蛋是探討宇宙起源的一個論點。比利時的天文物理學家喬治·勒梅特
　　　　（Georges Lemaitre）在 1927 年即提出宇宙的起源乃源自於「宇宙蛋」的爆炸。

時會感覺心頭小鹿亂撞，心跳會跳得比較快、血液會流動得比較快。化學的歷程會被心靈所引起；恐懼感特別會引起腎上腺素的分泌。你不需要服用藥物去引發身體的化學反應。因此，我們可以假定胎兒在子宮內會注意到「某事」正在發生，並且在身體與心靈中儲存這些觀察發現。

　　這些蛋型繪畫對介於兩到三歲間的兒童來說是正常的。兒童已經類化這些無邊界感的經驗，同時也發現特定的保護形式。兒童會在經歷混亂、無邊界的階段後畫出這些繪畫，而這類的繪畫意謂著正向的發展。這些兒童開始意識到「某些事物」。這類的繪畫也表達徘徊在生命乏味階段中的兒童想要尋找一個中心點。此外，藉由創作這樣的繪畫，兒童已經為自己創造一個特定的保護空間。假如這樣的蛋型繪畫是由學齡前的兒童或年齡較大的兒童所創作，其也許意謂著兒童感到不確定感。這也許也意謂著兒童渴望安全與保護。

🍎 案例說明

　　一位五歲大的男孩因為有睡眠的問題而開始接受治療，他在治療初期時常畫這些蛋型繪畫。他使用麥克筆畫出小的圖，也使用色筆畫出大的圖；他也用黏土做出一個蛋型的房屋。他的家庭有一些問題，因為母親為了思考未來與先生兩人的關係，已經一個人去渡假。這個男孩是安靜的，而且不想和他的父親或其他人說話；他似乎對這環境不感興趣。但是透過蛋型繪畫，他表達渴望安全的需求，因而為自己創造出一個安全的環境。在這之後，男孩能夠告訴他的父母他有多麼悲傷，還有他在害怕些什麼。他首先運用象徵性的語言來表達，稍後他就會用語言來表達。

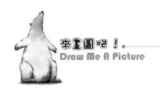
4.4　像蛇的繪畫

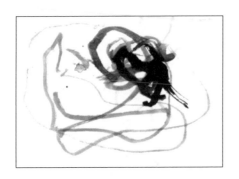

兩歲四個月大女孩所畫的圖

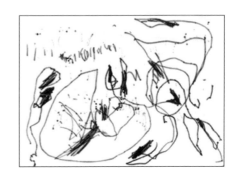

兩歲七個月大男孩所畫的圖

🍎描述

　　這些圖中有許多像魚或像蛇的長線條。有時候，甚至會出現一顆頭和一條尾巴。

🍎意涵

　　正如之前所述，在懷孕期間，兒童會重複他或她的祖先的生理發展。在最早期的階段，胚胎是一個像魚或是像蛇的生物，不久之後，會有愈來愈多像人的形狀逐漸成形。當胚胎在子宮內游泳時，微小的人類日益成長，而且會注意到胃壁的限制；我們可以說這是成長與移動。

　　這個像蛇的、滑行的移動與斜線可以被比擬為在人間天堂漫遊。這條蛇尚未出現最完整的圓形。這個像小孩的心靈尚未意識到自己而四處遊走。這個心靈不再只是胚胎，而是能稍微地覺察到自己；它住在被全部包圍的容器中，但會逐漸開始變成它自己。這條蛇具有正向的象徵意義，意謂著人類開始被「引

誘」（tempted）而向覺察之路邁進[譯註 12]。人類從潛意識階段解放出來而開始區分上與下，且能夠前進尋找目標。這條蛇最終將會咬自己的尾巴而形成一個圓形[譯註 13]。

🍎案例說明

在一場針對幼兒園家長的演講中，一位母親拿她五歲大兒子所創作的繪畫給我看。她說她的兒子會畫人，但是最近經常畫一些讓她無法解釋的乏味線條。當我更深入地詢問她，發現她的兒子已經出現一些飲食困擾的跡象，而且舉止像個嬰兒（想要被抱著、帽子掉下去的時候就會哭等）。他有個一歲大的弟弟，目前正在學走路，而且每天都會創造一些新的發現，因此能夠吸引她的母親持續關注的目光。我告訴這位母親那幅繪畫展現她兒子的不安全感；他也許寧願將自己變得更為弱小，以獲得更多的關注。我建議這位母親稱讚兒子已是長大的男孩，並且要求父親花時間單獨陪他。

譯註 12 上帝造人的時候，製造了一位男人與女人，分別叫作亞當與夏娃。上帝將兩人安排住在人間仙境伊甸園裡。兩人全身赤裸，沒有穿任何的衣服，在伊甸園裡過著天真無邪的生活。在伊甸園裡頭有一棵「善惡之樹」，上帝命令亞當與夏娃絕對不可以吃這棵樹上的果實。然而，某天在撒旦所化身的蛇的引誘下，夏娃受不了誘惑偷嚐了善惡之樹上的禁果，並將禁果摘下與亞當分享。亞當在夏娃的遊說之下，亦吃了禁果。亞當與夏娃吃了禁果之後，覺察到光著身子是很羞愧的，因而趕緊用無花果的樹葉編成裙子圍起下半身。上帝知道兩人不聽祂的命令偷嚐禁果後相當地生氣，便將兩人逐出伊甸園，並懲罰亞當之後必須要辛勞的工作才有食物可以吃，而夏娃則必須要受分娩之苦，並且要順從丈夫。亞當與夏蛙在蛇的「引誘」下，偷嚐禁果後開始邁向覺察之路，也開啟了成長的磨練之路。

譯註 13 咬自己尾巴並形成一個圓形的蛇被稱為銜尾蛇。銜尾蛇通常會以一條龍或一條蛇正在吞噬自己的尾巴而呈現一個圓形的形象。常被使用來代表「無限大」或「循環」的象徵意義。

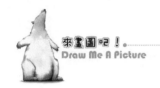

我們檢視這些年紀較長的兒童所創作像蛇的圖畫，看看這條蛇是不是沒有目標的游走著。兒童對於要繼續往下個階段前進有所懷疑呢？或者他是偷懶的？假如生命要求兒童要做許多調整，讓兒童「游走」有時候會是好的。我們可以看看這是否會花費太多的時間，或成長是否會停止或退化。幾乎全數的兒童都會經驗到胎兒階段的幸福與安全感。和諧感、團結感與愉悅感是明顯的感覺，這些感覺在往後的生活中不會被經驗到。一些說法是，男性與女性間的性高潮與在子宮裡經驗到極樂的感覺是相似的，基於此觀點，性是男性的基本需求。佛洛伊德學派的理論指出，男性會期待回到胎兒期階段與母親的身體有所結合，但這與人們天生渴望從自己的潛意識階段獲得自由，進而逐漸獨立與區辨自己與其他相似生物的異同是有所衝突的。

4.5 螺線狀的繪畫

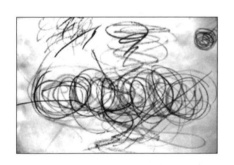

兩歲十個月大女孩所畫的圖

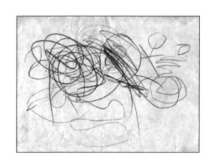

三歲四個月大男孩所畫的圖

❧描述

在這些圖畫中，我們可以看到大大小小的螺線狀線條。這些螺旋是在一個連續的動作中被繪畫出來的。

意涵

在這裡我們可以清楚地看見一個新的形式 —— 螺線狀，這些螺線狀可以在介於兩到四歲間兒童所創作的繪畫中被辨識出來。螺線狀組成的要點是正在發展與展露中的狀態，就像樹上的新葉子自己會開展一般。我們可以想像螺線狀要表達的是出生的歷程。在出生期間，片刻的放鬆與發展之後，嬰兒會出現快速抓握的動作。從生理上來看，由於肺部的展開，嬰兒才可以在伸直之後獨立的呼吸。

值得注意的是，螺線狀常常被使用在有關生與死的藝術性表達。例如在古斯塔夫・克林姆（Gustav Klimt）所畫的「生命之樹」（*The Tree of Life*）、艾薛爾（M.C. Escher）所創作的「漩渦」（*Vortexes*），或是在愛爾蘭紐格吉市（Newgrange）的新石器時代的螺線狀設計。這些螺線狀的組成也可以在去氧核醣核酸（DNA）的發展 —— 我們存在的來源中被看見。

神話式地來說，這些螺線狀意謂著發現潛意識的管道，從被動到主動、從母親般的（肉體的）到父親般的（規律的）、從實質物的到數字化的。意識層面的分化在神話故事中被表達出來，如孿生兄弟該隱（Cain）與亞伯（Abel）之間的掙扎[譯註14]、埃及的伊西絲（Isis）與奧西塞斯（Osiris）[譯註15]以及原生父母的離婚等。此外，螺線狀是用來表達時間最早的形式：意謂著有一個開始與一

譯註 14　亞當與夏娃被逐出伊甸園之後，生了兩個兒子，大兒子名為該隱，二兒子叫作亞伯。該隱因為嫉妒亞伯而有計畫地將亞伯殺死。上帝知道之後，遂將該隱逐出人類家庭居住的地方。

譯註 15　奧西賽斯是埃及的國王，他娶了一位叫作伊西絲的女子為皇后。奧西賽斯有個弟弟名叫賽特，因為相當嫉妒奧西賽斯，所以想盡辦法要殺了奧西賽斯。賽特舉辦了一場宴會，並在宴會上展示一具精美的棺木，之後用計將奧西賽斯騙進棺木裡，命人將裝有奧西賽斯的棺木丟進尼羅河裡。後來，傷心欲絕的伊西絲經過幾番波折之後將裝有奧西賽斯的棺木尋回，賽特又命人將棺木搶走，並將奧西賽斯分屍。最後，伊西絲蒐集了奧西賽斯的屍塊製作成木乃伊。奧西賽斯死後成為陰間之神。

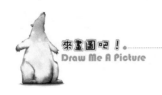

個結束、距離與移動等。

螺線狀在繪畫中是一個正向的發展，而且意謂著兒童的正向發展。如前所述，這些繪畫重複先前的心理與生理的經驗；兒童已經發現賦予內在經驗外在形式的方法。發現方法是我們生活中最重要的經驗之一，我們會透過不斷重複而類化這些經驗，這說明了為什麼每個兒童都會畫出螺線狀的圖。我們生理上的出生是最早從黑暗轉化到光明的發展經驗。

那些自發性或無意識（例如講電話時）畫螺線狀的兒童與成人，表達他們已經從某個狀態中釋放自己或他們希望能夠釋放自己。這個螺線狀總是在生命的改變階段中被發現。兒童在大約九個月大時，他或她必須和母親象徵性的和諧分離，接著在變得較為獨立的時候，會經驗到掙扎的階段（像是執著的、害怕的與倔強的階段）；當青少年接近成人期的階段時，會經驗到相同的階段。成人也會畫螺線狀來表達他們矛盾的心理或陷入掙扎想要尋找出路的需求。那些畫許多螺線狀的兒童或成人，也許是要表達他們想找到解決問題方法的需求。

4.6　不繪畫的兒童

有些父母宣稱他們的小孩從來不畫畫。這其中可能有許多不同的原因，因為我們都知道，大多數的兒童總是會用一種或多種創造性的方式來表達自己，可能是用遊戲、音樂、舞蹈或玩具。繪畫不是兒童表達與理解他們的唯一方式。一些兒童會藉由他們的身體或玩具來繪畫。我們可以看到一個學步兒會用各種方式玩玩具，直到兒童開始以前後來回或繞圓圈的方式行駛汽車。或是觀察到兒童持續地在鞦韆上來回擺盪。我們可以在各種遊戲的形式中確認出無邊界或螺線狀。兒童不只會在紙上繪畫而已，也會用沙箱裡的沙子、在窗戶或在一道門上繪畫。而且當兒童使用黏土創作時，這些相同的形式也會被看見。

也有一些兒童會運用他們的身體來表達自己。他們會坐在玩具車上四處行駛，或者他們會以螺線形的方式跑到遊戲場中央然後站定。特定的走路、跑步與創作音樂的方式會表達出普遍的形式，這些普遍的形式（像是螺線狀、交叉、圓形）也會在像是溜滑梯、井字遊戲與戰艦等傳統的兒童遊戲中出現。

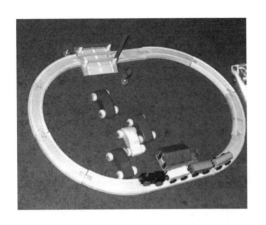

圓

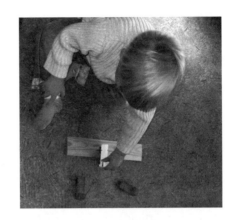

交叉

在進行遊戲的時候，兒童會用他們的手或整個身體做出動作，這些是在所有文化中都可發現到的最初形式與動作。這些普遍的形式會在儀式、遊戲、繪畫、黏土雕塑、舞蹈與音樂等形式中被表達出來，這也是藝術治療、音樂治療、舞蹈治療、戲劇治療或是遊戲治療等眾所皆知的創造性治療的組成要素。生理的表達會引起心理歷程的經驗與活化。從循環的方式來看，這也是正確的：給予特定形式的心理內容會引起生理的活動，也會影響行為；這再次顯示生理與心理的發展會交互影響。

4.7　自我意識與自性

自我意識就是逐漸意識到自我，這是形成人格的重要基礎，會在每個個體的發展中呈現出來。自性（Self）、自我（ego）、個體（individuality）、人格（personality）、我（I）、意識（conscious）、潛意識（unconscious）、下意識（subconscious）與我意識（I-awareness）這些名詞主要是來自各種心理學、心理分析與容格分析的理論，而且他們各自用不同的方式來敘述這些名詞的意義。容格取向的分析理論賦予下列這些名詞特別的意義：潛意識、原型、象徵與自性。前三個名詞已經在本書的第一章敘述過。想要對容格取向的理論有更廣泛

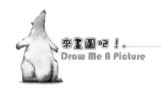

認識的人，可以閱讀容格的著作《容格全集》（*Collected Works*）。有興趣的人也可以閱讀馮·法蘭斯（M.L. von Franz）所著的《容格：我們的時代中的神話》（*C.G. Jung. His Myth in Our Time*）一書，這是一本關於容格自傳的書，當中作者也點出了容格的想法與理論。

自性是一個典型容格學派式的表達。容格定義自性，與原型及神聖的意象一樣，是一種包含個人與集體意識及潛意識的心理內容，是由個體獨特創造出來的，而且遍及每個人。

尋找自性是許多神話故事的主題，它是許多神話故事裡頭的英雄[像是亞瑟王（King Arthur）、吉爾伽美什（Gilgamesh）]努力追求的寶藏、不可能的目標、解決問題的答案等，它是創造連續發展與成熟人格的規律中心。自性存在於每個個體的內在，每個個體會去尋找它，而且希望在他或她的生活中能夠獲得它。當代的英雄神話故事像是「魔戒」（*Lord of the Rings*）與「哈利波特」（*Harry Potter*）就敘述到英雄尋找「不能說的事物」的歷程。圓形（一個戒指、某個圓形的事物）就是完美自性的呈現。只有自性被創作顯示出來之後，一個真實且獨特的人格才會被形塑出來。由意識的逐漸形成、自我實現、個體化等觀點來看，這是一個人生全程的歷程。自性就像是用一個圓或曼陀羅（mandala）來表達，有著原型的重要意義在其中。發現這個圓的形式既是自性成長的起因，也是自性成長的結果。

意識到自己所擁有的身體是意識到內在（心理的）核心的第一個步驟，這是接在行動與需求的階段之後。兒童和他們的祖先相似，不再被他們的脾氣或驅力所駕馭，而是被「我需要」（I want）所駕馭。個體的需要將會貫穿他或她的生活而持續發展。在最初的階段——從出生前到出生後幾週，嬰兒與母親間有象徵性的關係，使兒童感覺到他與母親在生理上與心理上是合而為一的。在出生後的前幾個禮拜，兒童無法區分自己與其他人的感覺、味覺與嗅覺；兒童尚未把自己從外在的世界中區分出來，因此也還不能夠覺察到自己所擁有的心靈。這個階段也被稱為是無所作為的或被動的階段，母親的自性仍然與兒童的自性有密切的關係。

精神病患者會受到來自共生階段情緒性的影響。他們不會覺察到他們的感

覺與其他人的差異,而且假如他們參與任何的暴力行動,他們鮮少對受害者感到憐憫。他們不會因為這樣而被責備,因為他們真的對情緒沒有任何了解;他們通常不會被判決為犯人,但是會被送到一間精神治療的機構進行強制性處遇。

這種「感覺遲鈍的狀態」(insensitiveness)是嬰兒的感覺 —— 只會聚焦在自己身上、只會對自己的需求感到熟悉,假如沒有立即滿足,嬰兒將會開始大哭大叫直到有人過來。嬰兒的這個行為會被包容,也會逐漸被明智且有愛心的父母以餵養、洗澡、愛撫與愛的方式來因應其需求與慾望。兒童只有在知道其需求最終還是會被滿足時,才會將他們的需求延遲滿足。父母/監護人會給予以及對兒童採取特定有節奏的互動,彷彿有某人總是在身邊照顧你一樣;在出生後的前幾個禮拜,這樣的給予以及取用可以滿足彼此的需要。母親希望給予照顧引發兒童發展被照顧的需求。假如母親或監護人有矛盾的情緒(例如某人不確定自己是否需要兒童或者某人懷疑他自己是否有能力照顧兒童),這將會導致兒童在發展他或她的慾望上有較多的困難。一個沒有安全感的兒童會不斷地哀嚎與尖叫。被疏忽或虐待的兒童不會對他們的父母或對這個世界的人產生信任感,而會發展出像是依附疾患或邊緣型人格精神疾患的行為模式。

這裡必須指出的是,「母親」這個名詞並不是單指生理的母親,也指對兒童有情緒上、自然上、照顧上與保護上的需求產生影響 —— 即所謂的「原型的母親」。父母親或其他可提供永久照顧的人可給予其安全感,而最重要的因素是照顧者與兒童之間一種無條件、充滿愛的、規律的與了解的關係。

介於兩歲半到三歲半間的兒童會發展出「我意識」的特定形式。如前所述,自性的核心會展現在每個個體身上。最早活化自性的發生可能是在共生階段之後,也就是當兒童大約在三個月大第一次與母親分離的時候(馬勒的「分離階段」);這樣的感覺在接下來幾個月的過程中被確定。接下來我們將看見這個核心對較深入的人格發展而言,是多麼重要的發現。

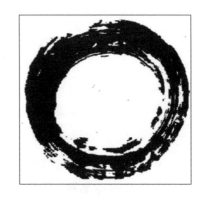

圓形有著一個核心。自己發現這個圓形的兒童就是已經發現自己。

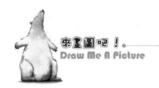
4.8　圓

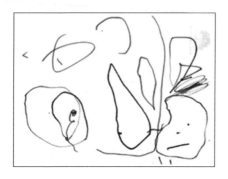

兩歲九個月大女孩所畫的圖

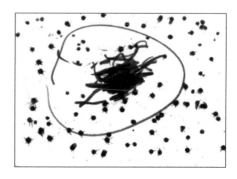

三歲四個月大男孩所畫的圖

🍂 描述

　　左圖：試圖畫出各種不同的圓形；右圖：在圓形裡頭有核心和點狀物，在圓的外頭也有點狀物。

🍂 意涵

　　從一些觀點來看，圓形是重要的；兒童的行動能力必須發展到足以使他或她可以拿起一支鉛筆並畫出有終點的圓形線條。就認知層面上而言，兒童需要能夠估計創作一個圓形所需要的空間。螺線狀的繪畫意謂著特定的生理與情緒的發展，是接在最重要的心理階段之後，也就是一個人在感覺到自己的獨特個性之後。

　　在這個時刻，兒童發現「我是某個人」（I am someone）。他或她同時也會理解到「你也在那裡」（You are there, too），也就是「有其他人」（someone else）的存在。兒童發現他自己與他所處環境間的邊界，也已經發現他需要的和

母親（或外在世界）所需要的有情緒上的差異。兒童發現他或她自己所擁有的意志，嬰兒或學步兒自我意識的感覺是一種最早區分出自己和他人間的生理感覺。這個最初的生理覺察是將來導入較深層心理自性的基礎，這將會貫穿個體剩餘的生命並持續不斷的發展。

介於兩到三歲間的兒童會開始在繪畫中創作圓形。在這些繪畫中，最早對自性（在較深層的層面）與自我（在較表面的層面）的覺察可藉由點狀物或在圓形內發現的物體被表達出來。同時，這裡頭也有一些對其他人的覺察，所以有一些事物會被畫在圓形的外面。這意謂著有內在世界（內心的）與外在世界（行為的）的感覺。兒童會說：「我**感覺**（feel）不開心，這就是為什麼我會哭泣。」

🍎 案例說明

M是一個七歲大的女孩。當她三個月大還是個嬰兒的時候，她一個禮拜有五天要去一家兒童日間照護中心，而之後要參與一個課後輔導。她的母親身體屢弱，而且在最初的幾年裡，時常無法給孩子很多的關注。女孩因為缺乏安全感、害怕且無法保護自己而開始接受治療。在前一個小時，她用水彩將十張紙張（50公分×70公分）塗滿，並且因為整間辦公室都裝飾著小熊、花朵、鴨子等繪畫而感到愉快。她放了許多人物的物件在沙盤上，沙子幾乎完全被覆蓋。一個小時之後，她蹦蹦跳跳地離開，留給我的是一團髒亂的狀態；我可以推斷她必定具有能量與創造力。在下一次的治療中，她開始畫臉，也開始唱一首在日間照護中心學來的歌，歌詞內容是一個圓圈和兩個圓圈、一個鼻子與一個嘴巴。她再次畫小熊和花朵，她畫的東西很顯然是被教出來的。她說她無法畫自己虛構的事物，這些繪畫是別人教她的，而且滿足她的控制需求。但是不表達自己感覺的代價是失去她的自我意識感。繪畫已經藉由智力被學習，代表表面人格的呈現，因此不會引發出單一感、完整感與獨特感。當她最後開始自發性地繪畫時，她畫出對她年齡而言相當幼稚的繪畫；例如：她畫出沒有邊界的、螺線狀的、

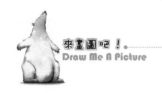
每件東西都在一起的繪畫。在她的治療性歷程中，她體認到自己是受忽視的小孩，她感到卑微以及被遺棄，並且她在遊戲中表達出恐懼與生氣。最後，藉由黏土創作一個家 —— 家裡頭有一張床與一個嬰兒包裹在一條毛毯裡，她為這個被遺棄的兒童創造了一個安全的環境。在這之後，當她放置了母親般的人物推著嬰兒車、一位聖母與一個兒童在沙盤上，她便轉向「好母親」的原型。我們玩扮演商店（給予以及拿取）與醫生（保護與照顧）的遊戲。

某天在玩沙盤的時候，她在四個角落各放一個有關人的物件。在中間，她建造一座島嶼，並放置一隻火鳥在上面。她已經形成一個中心，也就是形成她自己；從那個時間開始，她的人格與她待解決的安全感開始成長。

圓形或圓圈既象徵著被隔絕在外也象徵著歸屬，這些對社會經驗來說都是重要的；兒童會在一個圓圈中感到安全。在任何遊戲中，兒童會表達出已經發現圓形的事實。例如，兒童在玩遊戲汽車時會繞著一個有中心點的圓圈駕駛，或者玩具汽車（或其他物品）會被放在某個具有中心點（可能是一個停車場、一個玩偶）的圓形當中。兒童會以繞圓圈的方式來玩耍、跑步或跳舞。兒童喜歡與其他兒童圍坐成一個圓圈然後說事情。某個人會成為封閉圓圈的中心點。在圓圈的外面會發生一些你看不見的不同事件，因為它們發生在圓圈的外面。兒童會感覺他或她是被包含在圓圈裡或被排除在圓圈之外。

假如兒童不會畫圓形，我們就調查他們是否可以圍成一個圓圈來遊戲，他們想要加入圈圈內還是當個局外人。兒童是否能在圓圈內扮演一個角色，以及他或她可以忍受（暫時地）被排除在外嗎？這些重要的社會經驗說明全人類都需要有所歸屬，這個需求與自性的發展相關聯。這個成為獨特的人的感覺會引起孤寂感以及與其他人接觸的需求，特定社交技巧的基礎就在其中。

當然，生理的障礙會是兒童沒辦法畫出一個（好的）圓形的原因。一些案例當中，健康的自性已經形成，只是它的表達被阻礙了，例如痙攣性障礙或神經性疾患。很重要值得注意的是，這樣的障礙兒童可以將圓圈畫得好，或在使

用沙盤時可以將物件放在中間點。

許多成人仍在尋找這些基礎自性的感覺（而且開始接觸到它們）。「我正在尋找我自己」是許多成人在他們生活的特定階段中度過認同危機後會使用的一種表達方式。獨特自我意識發展上的異常造成與他人關係的結果。人們本身會自然而然接受他人的人格。聖經上寫說「愛人如己」意謂著個體在用他或她的自性接受與愛其他人之前，必須先逐漸意識到自己並且具有愛自己的能力。這個內在的完整感給予兒童在生命的其餘部分實際的確定感。

4.9　太陽光線

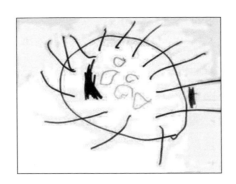

三歲七個月大女孩所畫的圖

描述

圓的邊緣被畫出一些線條。

意涵

這樣的繪畫通常出現在圓形之後，但它們時常一起出現。這類的太陽光線繪畫是畫太陽的步驟。一個三歲大的學步兒通常不會將這張繪畫命名或定義為太陽；它通常等同於洋娃娃、蜘蛛或氣球。但是假如我們檢視繪畫，它似乎最

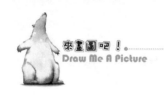
像太陽，有時候還會有某種表情。這種普遍的形式會出現在全部兒童的繪畫當中。在蘿絲・佛雷克（Rose Fleck）1999 年所著的《兒童想要我們的故事嗎？》（*Was Kinderbildern uns Erzählen*）一書中，稱這些放射線為「試探」（feelers）：兒童正從一個中心點感覺周遭的環境。

依據先前所提到馬勒的分離—個體化理論，兒童在個體化階段之後會開始探索外在的世界。在這樣的繪畫中，我們可以看見這些放射線試圖要從圓形的中心點擴展開來。兒童自己會與母親分離，而開始敢去探索外在的世界。最早試圖分離發生在大約九個月大且兒童的生理發展變得較能離開母親（爬行或走路）的時候。

兒童離開他們的母親，但是依舊想要在母親的視線範圍內；他或她想要被看見也想要看見母親。這意謂著兒童會在一個安全的中心點開始探索世界。正如之前在本書第一章所描述到的，假如兒童沒有看到母親，兒童是沒辦法記住他的母親還是存在的（皮亞傑的物體恆存概念）。在這個階段，兒童在生理與心理上都會依賴母親或固定的照顧者，而且會與他們強烈地連結。兒童探索世界的時候仍然會與母親接觸。這類的太陽光線繪畫通常在兒童三歲後、會畫圓形之後被創作出來，而且是一個重複的以及分離階段的同化（介於九個月大與三歲之間）。在這類的「太陽」繪畫當中，並不總會有一個清楚的中心點，但是這些放射線的方向會指向中心。兒童時常從外到內以及從內到外的交替著畫這些放射線。

我們以後將會看見圓形有著放射線的形式發展成太陽的象徵，這些放射線會從圓形的邊緣畫出來，而不再穿過邊緣。大約在四歲時，兒童開始對繪畫有較多的覺察。這個太陽最初會隨便地在紙張的四處出現它的放射線，但是隨著兒童長到四歲大時（假如是穩定的狀態），這個太陽會被畫在固定的位置，像是在圖的左上方、中間或右邊。太陽總是會被畫上一個表情。這意謂著兒童在這個階段已經逐漸自然地意識到周遭的世界。更多關於太陽的繪畫，將會在房屋的意涵的章節中被介紹。

我們的祖先對太陽在每個早晨是否會重複升起並沒有確切的了解，就像兒童在他或她生活的第一年並不確切明白母親在離開之後是否還會再回來一樣。

許多神話提及太陽在日落之後在大地上消失，以及可能被吃掉，但之後又在白天回來。假如兒童能夠記住他或她的母親，而且知道母親是在某個地方，分離就會開始產生，同時兒童也可以開始安全地探索世界。兒童用畫太陽的方式展現兒童已經鬆開與母親連結的程度，以及被外在世界（通常是由目前的父親提供）保護的程度。例如，假如一個超過六歲的兒童仍然畫一個有著放射線的圓（或一個太陽），而這些放射線會通過圓的邊緣，或者假如太陽仍然被隨意地畫在紙張上，這也許是兒童與他的母親仍然有強烈的連結，這樣的兒童不會開始獨立，會明顯地顯現出仍然需要母性人物的保護。這樣的分離正如馬勒的理論所描述的，也許已經失敗或沒有被完全的同化。

在神聖的太陽傳說中，太陽是自由的，且從世界中被獨立出來。太陽是超越每件事與每個人的；它看得見每件事且知道每件事。太陽是神的眼睛。在容格的理論中，太陽象徵逐漸意識到男性的歷程以及與母親分離。這裡的男性被我們指為男性的特質（阿尼瑪斯），這個驅力被呈現在每個男人與女人身上，使他們能夠力求擴展、行動與連結。

太陽的力量與保護的象徵可以在各個文化中被發現。

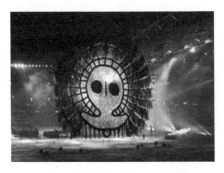

2002 年在雪梨的奧運開幕

當我們的祖先發展他們的意識時，牢牢記住自然的現象並感到害怕，是他們部分的思考方式，他們經驗到宇宙的秩序以及如同神聖力量的自然世界其勢不可擋的力量。神是好的或壞的，他們幫助人們或懲罰人們。對大多數的遠古人們來說，太陽代表著一股神聖的力量。

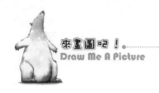
4.10　點狀物

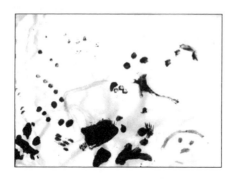

三歲八個月大女孩所畫的圖

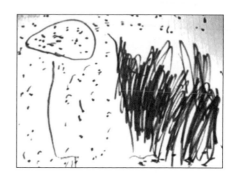

四歲大男孩所畫的圖

🍎 描述

　　小圓點或斑點散佈在紙張上。點狀物時常成為一幅繪畫中的一部分。

🍎 意涵

　　個人意識的發展會從逐漸意識到自己所擁有的身體開始。身體是生命的來源，日後將會逐漸獲得心靈。用指印創造成的點狀物是人格的特徵，因為指印包含可以被用來辨別個體身分的獨特個人線條。三歲或較年長的兒童會刻意使用畫筆、麥克筆或他們的手指來畫出點狀物。

　　兒童在生命的頭一年歷程中會逐漸意識到韻律感，這些感覺之後會表達在像是小圓點或斑點類的繪畫當中。這些點狀物時常被兒童以活潑的與主動的方式創造出來，顯示兒童對自己的內在活力、生理時鐘、白天與夜晚、飲食與睡覺的規律等有些微的覺察。這些是時間感與算術感的源頭；我們看見在這個階段的兒童對音樂與舞蹈有韻律感，而且樂於做出有節奏的動作、自己拍手、點自己的頭等。在創作點狀物時，兒童時常會數數與唱歌，這通常被稱為「時間

的節奏」（rhythm of time）。混亂後伴隨而來的是秩序，這會反映在一些關於世界與神剛開始的神話故事中；從這裡開始，混沌（Chaos）、時間、曆程（Chronos）開始形成。

🍎 案例說明

　　有著四歲大女兒的一對夫妻請我協助了解小女孩會突然做惡夢與激烈地哭到昏厥間的關聯。她的父親常常因為工作的關係需要出國，有時候是幾天，有時候是幾個禮拜。以前這從來就不是個問題，但是現在女孩會非常想念她的父親。我建議這對父母創作某種可以黏貼的日曆，在上面畫出爸爸哪些時間在家以及哪些時間出國。實行幾個禮拜之後，這個女孩用一張有不同顏色圓點的紙張覆蓋在上頭。她告訴我：「你現在必須數數它們。」她指出這些點是按照顏色來分，而我必須去數它們。她展現她在混沌中已經發現一種韻律與秩序，治療將可在不久之後結束。

　　點狀物是一種非常古老的象徵，它們被澳洲的原住民保存下來而逐漸有名。現代人不再能了解這些點狀物的意義。原住民稱這些繪畫是來自「夢的階段」（dream period）── 陸地以及海洋的精靈在地球上遊走而產生生命的階段[參考凱爾西（W. Kielich）所著的 *Volken en Stammen* 一書]。

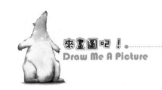
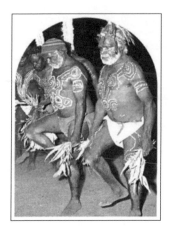

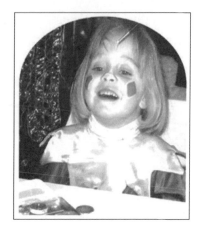

澳洲原住民部落跳舞時會在身體上畫點狀物　　　　　嘉年華會的化妝

　　點狀物的繪畫表明著自我意識的發展。兒童會逐漸增加對他或她自己的意識。這與我們的祖先逐漸對身體形成意識的經驗，進而表達在他們的身體裝飾上的原始階段相似。澳洲的原住民在身體上的繪畫是廣為人知的。遠古人們的身體裝飾上某種象徵團體符號的刺青，之後則具有個人化的意義。遠古階段在身體上作畫，引發了面具的使用，面具增強了穿戴者的性格，之後便藉由衣服來強調性格。即使到了今天，我們的性格也被表現在流行、髮型與其他外在的裝飾上。

　　當兒童在他們的身體上（手部、手臂、腿部）繪畫時，他們會給予身體一個重新發現的符號，而且會增強（身體的）性格；化妝便是從這裡衍生而成。其他奇特的身體裝飾形式，便是我們在今日可以看見的刺青。這類身體繪畫的深層意義是，試圖藉由身體的感覺去接觸起源與祖先形成意識階段的心理自我意識。這可以比擬為被大量用來增強個人性格的衣著與婦女裝飾品的表現形式。儘管在身體上繪畫並沒有什麼錯，只是一種藝術形式，一種誇張到有時候會感到疼痛的刺青（或穿洞）或是一些極度的身體裝飾品，但都可能是一種掩飾內在空虛感與試圖引起自我意識的表達形式。

4.11　交叉型

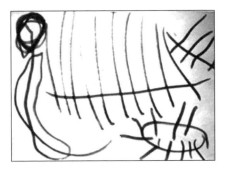

三歲五個月大男孩所畫的圖

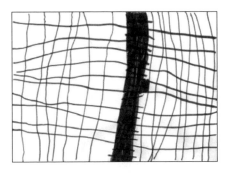

四歲九個月大女孩所畫的圖

🍎 描述

我們可以看見線條在繪畫中相互交叉。

🍎 意涵

交叉的線條說明了刺繡、紡織、編織、綁辮子等所有女性從事的活動之原型結構。這些十字型與線狀物象徵生活與命運，而且我們有著「生命線」（thread of life）交織出「生命網」（web of life）的說法。

畫出相互交叉的線條象徵一個新的階段。交叉型的線條意謂著可以做出特定方向的選擇；繪畫者從左到右且從上到下在紙張上畫線條。我們也時常看見兩條長的垂直線上面有著一些小型的交叉線條（一種梯子）。兒童已經實際經驗到一個交叉時期，當他或她想要進行其他選擇時，會藉由說「不要」的方式來達成。兒童已經逐漸意識到他或她所擁有的目標／目的。當兒童出現兩條線彼此交叉時代表一個重要的進步，兒童在這之後通常會比較獨立且心理上是較堅強的。當選擇朝向特定方向決定時，便會有明顯的區分。內在想要做決定的感覺正好與說「不要」的時期是一致的。蘿絲・佛雷克指出脊柱可以被認為是

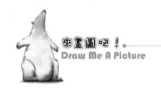

這些交叉線的種類，在這個時期兒童的脊柱是較健壯的，因為他或她可以獨立自主地行走了；此外，兒童在心理上顯示出是比較「有骨氣的」（backbone）。

在埃及的象形文字裡，交叉意謂著「新生活」[new life（nem ankh）]。這些符號的資料分析已經顯示交叉是活動符號與順從符號的結合。從神話上來看，交叉的符號代表著兩極與矛盾。兩條交叉線在早期也有重要的意涵，意謂著火與光——因為在遠古時代，人們可以透過摩擦兩根木棒來鑽木取火。交叉時常被畫在圓形（像是曼陀羅）的裡面，藉以顯現出自我意識的成長。

在童話故事裡，探索與對自己的行為負責任時常在某個人面臨交叉路口而必須做選擇的時候開始（例如格林童話中「三根羽毛」的故事）。那個在童話故事中選擇正確方向的人，往往不是最聰明伶俐的人，反而具備懶散的或懶惰的個性。這樣的個性通常會允許自己被感覺與直覺引領，之後成為最佳選擇的結果。這告訴我們在做決定的時候，我們不應該總是依照常識，而應該傾聽我們內在的感覺。

我們著眼於兒童畫這些交叉有多久以及範圍有多廣。兒童有自信的或謹慎的畫出這些線條嗎？這些交叉的形式與兒童的年紀相符合嗎？在一些兒童的案例中，我們也許要思考到他們在某個時期或環境中可以再次做選擇的時候，是否發現到他們自己？或者是他們正處於一個新階段的開始而渴望走出自己的路？

我們可以看見一些兒童，特別是那些與他們的父母親有衝突的青少年，時常會畫出有著複雜結構的連接水平線。藉由全神貫注在複雜的結構與發現方向——例如藉由區分界限或「交叉的」線條，他們可以練習在複雜的現實生活情境中設定自己未來的方向。

❤ 案例說明

　　J 是一個害羞且安靜的十一歲男孩，他會突然發脾氣而嚇到其他人。他的家庭結構非常複雜：有一個已經懷孕但繼續住在家裡的姊姊，父母時

常爭吵，年幼的弟弟害怕自己一個人睡，所以 J 與這個弟弟必須同時間上床睡覺。某天，J 想要玩槌子；他發現了一塊木頭與一些釘子，他把許多釘子釘進木頭裡。之後，他問我是否有線。他在釘子的頂部纏繞上薄薄的棉線，並且組成一個複雜的網狀圖案，他在這個網子的中間放置一隻用果子和木製牙籤做成的「蜘蛛」。他藉此象徵性地表達他有渴望也有能力對他自己的生活做決定。藉由整理「棉線」與編織他的「衣服」，他能夠創作出自己所擁有的「衣服」。在這之後，他在家裡比較能夠表達他的需求，以及在衝突的情境中為自己發聲。

那些處在衝突時期或經驗到複雜情境的年幼兒童，不僅會在他們的繪畫中表達內在感覺的衝突，也會在遊戲中表達出來；例如：他們讓汽車彼此相撞擊、建造相互跨越的道路、他們玩火車與汽車在平交道相遇的遊戲、飛機在不同的跑道上起飛與停留、橋樑被建造而人們或車子能夠在橋上或橋下行走、在決鬥時的劍是交叉的。當兒童在繪畫或遊戲時，如果我們更靠近地察看他或她，我們時常可以更了解他們。（亦可見本書第 48 頁）

4.12　氣球狀

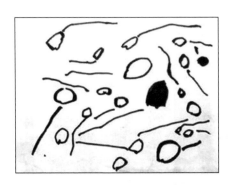

三歲兩個月大女孩所畫的圖

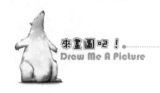

來畫圖吧！．

Draw Me A Picture

🍎 描述

　　我們可以看見像氣球（或精子）的圓與線條。

🍎 意涵

　　學步兒與學齡前兒童時常創作看起來像氣球的繪畫。這些氣球可以表達想要逐漸獨立與探索的需求，甚至在早期階段，兒童即為氣球所著迷。假如我們描述氣球是「一個會被緊緊抓住但卻會走出自己的路的物品」，我們可以了解，這些氣球可說是那些被他或她的母親用帶子綁住但卻可以自由探索周遭世界的兒童表達其內在經驗。

　　繪畫氣球表示出還被母親用某種方式抓住的兒童發現周遭環境的階段，這在三到四歲的時候是常見的。漂浮的氣球也會在想要朝特定的方向做出選擇、想要從任何方向出發、想要發現自己的道路，以及想要被釋放時被表達出來。當兒童最初經驗到這種心理狀態時，他們會直立站著與獨自行走，不再停留在母親的視線範圍內，而會開始進行冒險。他們主動地探索周遭的環境，但仍然需要來自可以允許他來回往返熟悉的他人的支持。但是他們開始學習 —— 無論在生理或心理上 —— 都要讓自己從母親的束縛中獲得自由。這是一個兒童會進行實驗與前往冒險，而父母親發現自己會給予兒童警告與謹慎觀察的時期。這個階段也會在像是躲貓貓（hind-and-seek）或捉迷藏等遊戲中被表達出來，離開與回來一再地在好玩的方式中被練習、被經驗與被表達。

　　假如我們更深入地去探究，我們可以解釋這個「充氣的感覺」（balloon feeling）就像是兒童在出生之後，最早且立即經驗到的被釋放感。在出生時，會有想要被（從狹窄的子宮通道）釋放的渴望，而當成功出生之後，會有被釋放的感覺（肺部會充滿氣體而開始呼吸）。假如我們結合氣球類似精子的想法來看，正如我們所知道的，精子是因為慾望與性慾而被射出，之後便會開始尋找一個卵細胞；我們也可以想像心靈的各種不同層面被結合在這些氣球的繪畫之中。

　　在神話中，我們發現想要逃離被禁錮的情境時，有時候只能透過飛行的方

式來達成。代達羅斯（Daedalus）與他的兒子伊卡洛斯（Icarus）的童話便是描述這樣的情節^{譯註 16}。在熱情與粗心大意之下，伊卡洛斯飛得太靠近太陽而導致他身上用蠟製成的翅膀融化，以致於儘管他的父親警告過他，他還是掉落到海裡。

　　充氣或向上飛去表示想要逐漸與父親（或母親）分離的最初渴望。這個神話告訴我們，年輕時過於自負的信心必須被疏導或打斷，因為前進得太高或太快將會導致致命的結果；兒童極需要學習去發現中間的道路。

案例說明

　　M是一個五歲大的女孩，當她七個月大時，因為母親無法照顧她而被安置到寄養家庭。有一段時間，她是否還要待在這個家庭是不明確的。一部分是因為她的母親已經開始法律程序，另一部分則是寄養家庭中的其他兒童無法接納她。最後的結果是M可以留在原生的家庭。親生的母親做了很好的準備工作，而且原生家庭的環境逐漸變得較和諧。這個女孩在紙張上畫滿了氣球，而且在同樣一張紙上畫了一個鳥巢在一棵樹上。她明顯地感到自由與放心，也在新的家中感到安全。

　　如果兒童選擇許多氣球（之後也可能是飛機、鳥、飛船等）當作是他或她的繪畫主題，這表示想要有更多空間或是想要自由的渴望；父母親可以試著決

譯註 16　在希臘神話裡，有位知名的工匠名字叫作代達羅斯，他有一個兒子叫作伊卡洛斯。有一次，代達羅斯與伊卡洛斯受困於迷宮之中。代達羅斯為了幫助伊卡洛斯脫困，便使用蠟並結合鳥羽毛製成了兩對飛行翼。製成之後，兩人分別穿戴飛行翼準備脫離迷宮前，代達羅斯告誡伊卡洛斯切勿飛得太高，否則太陽的熱度將會使飛行翼上的蠟融化，對生命造成危險。之後兩人便穿著飛行翼飛上天。後來，伊卡洛斯沒有聽從代達羅斯的告誡，仍然飛得太高，最後飛行翼上的蠟全部融化，伊卡洛斯也墜海而死。

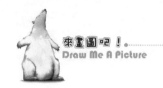
定這個渴望是否被允許。相同的渴望有時也會在分離的感覺沒有完全被同化卻試圖想追趕上時被看見。氣球的繪畫也可以被視為正向的符號、解脫的感覺，以及被卡住一段時間後的釋放感。在我們指出兒童有特定的問題或衝突之前，我們總是會在兒童的生活階段以及環境的脈絡下觀察他們的繪畫。

4.13　彩色的區域

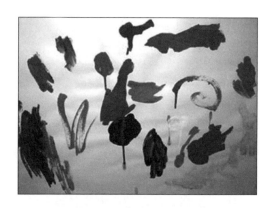

四歲四個月大女孩所畫的圖

描述

我們可以看見各種形式與色彩分布在整張畫紙上。

意涵

假如兒童成功的通過分離—個體化的階段，他或她便達到特定的穩定性。我們可以假設一個四歲的兒童已經趕上過去的發展階段，而這些各種不同的發展階段已經在繪畫或遊戲中被同化了。兒童此刻可以較專注於現在與未來，也許特別是因為藉由同化與再經驗的歷程，兒童已逐漸地更確信自己了。物體被給予之後會被保留一個名稱，兒童覺察到事物永久不變的特質，因此，物體恆

存的概念已經形成：兒童知道即使母親的身體不在眼前，但她還是存在著。兒童已經在他的想法中保留母親的存在，因此不再對此感到困惑。

朝著這個階段前進，兒童會較有意識的使用紙張、較有意識的進行繪畫，並且在愉悅與享受中著色，進而完成一幅繪畫。我們可以看見在兒童的遊戲與行為中，他或她喜歡使用空間並進行新的發現；這會被拿來與四歲左右兒童所創作的平衡、廣闊與彩色的繪畫相比較。兒童對紙上的空間感到舒服，因此會進行著色或在紙上放置任何他或她想要的形式。兒童已經會畫出一些基本的形式，而且原則上來說，兒童已經能夠畫出任何他或她想要畫的東西了。

在這些繪畫填滿的區塊中，我們可以看見兒童如何感覺自己與周遭環境的關聯，例如：假如我們看見兒童只在紙張的小角落著色，這可能意謂著兒童對他或她自己的位置感覺不明確。假如我們看見一個四歲的兒童仍然重複在超出紙張邊緣的地方繪畫，這意謂著兒童仍然經驗著特定的無邊界感，這會是因為心理成長的不足而引起的內在無邊界感，也可能是因為外在的生活世界沒有結構所引起的結果。當每個顏色都容易取得卻只使用一種或少數幾種顏色時，可能顯現出一種特定的偏好，或是缺乏活力的。本章中對於顏色的象徵意涵將會有較深入的討論。

4.14　塗污與弄髒相關的

四歲兩個月大男孩所畫的圖

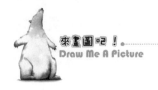
🍒 描述

用手指將所有的顏色混合在一起，會造成褐色或灰色。

🍒 意涵

大約從兩歲開始，兒童日漸對排便與小便感到興趣。大約到三歲，大多數的兒童會進行大小便訓練好讓他們可以使用便盆或廁所。這個階段也有它的生理與心理的意涵；兒童必須有能力在自己的內部保留某些東西，再排泄掉，之後再遠離它。這個階段的問題時常被拿來與權力競爭、固執，以及無法讓潛在的感覺釋放出來相互連結。

兒童的情緒世界可透過玩泥巴或黏土、手指畫、玩食物等髒亂的遊戲被引起。這類的遊戲顯示兒童藉由移動、攪和的方式而有某些改變，而且兒童會因為這些來自他們雙手的改變而經驗到有力量的感覺。一方面，兒童自己會改變使用的材料與顏色；另一方面，兒童已經接受改變會自發性地發生的事實。這個歷程可以被拿來與兒童排便時必須放棄的控制感相比擬，因為排泄物會從身體的後面排出，兒童無法看見它，而且因為它會自發性地發生，導致它讓人感到恐懼。因為排泄物是骯髒的，所以通常不允許兒童玩它；玩泥巴、黏土與手指畫接近玩排泄物的感覺。許多介於三到五歲間的兒童享受使用手指進行繪畫。

假如兒童超過這個階段卻仍然長時間的重複創作髒亂的繪畫，像是寧可玩軟的黏土，或時常坐在泥巴上，這意謂著在大小便訓練時期引起的特定衝突仍然必須解決。身為父母或照顧者，我們可以試著發現這些已經存在的問題，進而尋求解決問題之道（例如，藉由採取不一樣的態度來面對特別的衝突）。

案例說明

　　B 是一個七歲大的男孩，因為他有飲食的問題而前來接受治療。他從三歲開始（大約在大小便訓練的時間）就拒絕吃溫熱的食物。他小口小口的吃起司與蛋糕，而且吃很多的甜食。家庭的晚餐是一個災難：時常會因為男童說每樣東西都是骯髒的而發生爭吵。當他時常選擇手指畫時，我並不感到驚訝，他因此可以將所有的顏色混合在一起。他運用我準備的黃色軟黏土創作一些「美味的骯髒晚餐」── 它看起來像排泄物；他稱這些菜餚為「骯髒的菠菜」。他要我假裝品嘗它，而他自己也吃了一些。「很髒對不對？」我們一同為此大笑。過了一陣子，他的母親告訴我他已經再次開始吃溫熱的餐點了。他介於飲食與排便間的衝突已經被象徵性地表達出來，而且能夠在充滿遊樂性的方式中被同化。

4.15　在著色本上著色

　　大約從三歲或四歲開始，兒童享受在著色本上著色；一些父母擔心這是否會不足以刺激兒童的幻想。他們不贊成這個活動，因為他們沒有發現這個活動的創造性。但在著色本上著色有它特別的與有價值的意涵。兒童在生理上必須要有能力拿起一支筆以及往特定的方向著色，以便他或她在畫圖的時候不會超出圖形的邊線。從智力上來看，兒童必須能夠辨識出整體（這幅繪畫是關於什麼的？）與細部（什麼包含在繪畫中，以及什麼顏色與這些細部相連結）。從行為心理學的觀點來看，兒童必須能夠讓自己在範圍內畫線。兒童必須能夠畫出實際存在的事物。他想要也能夠遵守規則；他知道這應該如何進行。學校與家庭的規範對兒童愈來愈重要，這個秩序的需求時常呈現在大約六歲的兒童想要知道事情應該或必須如何進行時。假如著色本的圖畫是兒童感興趣的流行主題 ── 例如迪士尼的圖形或兒童遊戲時所幻想的圖形，著色本也會受到歡迎；與假日（聖誕節、萬聖節等）相連結的繪畫也適合進入兒童的世界。我們可以

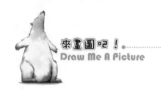
從生理的、智力的與心理的觀點來檢視兒童在這些繪畫中的著色，我們也可以看見兒童的適應程度，與他或她是否能夠以及想要在遊戲中遵守規則。大多數能夠上幼稚園或學齡前的兒童，從四歲開始就能夠遵守規則了。

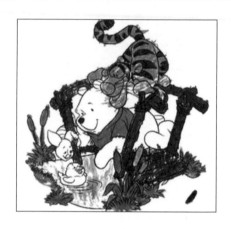

在猶豫不決階段的兒童，也有可能喜歡在已經被繪畫完成的圖畫上著色。現成的繪畫提供安全、結構與界線，而且它清楚呈現這幅繪畫是關於什麼主題。在特定的線條內著色需要一定程度的控制，而控制手部與身體意謂著兒童已經有一些控制周圍環境的能力了。如感覺被阻塞住的時候，自發性的繪畫需要很多的能量。兒童找到修復內在控制感的方法是必要的，他保持自己自然的界限，父母親應該要理解並尊重。但是有時候如果著色現成的繪畫太過頻繁時，兒童反而會被刺激而創作出一幅自發的繪畫，或是在這些以外的地方著色。兒童也許傾向固著於一成不變的模式，但是像這類程度的繪畫可以提供我們看見兒童繪畫的某個象徵。

案例說明

P 是一個九歲大的女孩，她染上一種嚴重的疾病，因而接受住院治療好幾個禮拜。最後可以出院回家了，但在家裡她被限定飲食且服用大量的藥物。幾個禮拜之後，她只在著色本或唐老鴨的圖形上著色。只有在她回到學校之後才會自發性地繪畫，並逐漸習慣她的新生活型態。

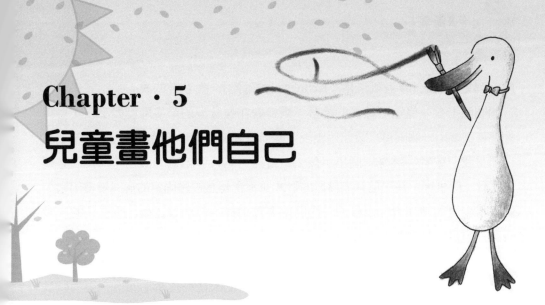

Chapter · 5
兒童畫他們自己

　　在這章節，我們會討論介於兩歲到大約七歲間的兒童所創作的人形繪畫的意涵，這些人形展現出對身體的覺察正是保持著對心靈的覺察。人們能夠藉由覺察到自己的身體而逐漸發展自我覺察；他掌握對身體的各種感覺。在兒童時期的前幾年，兒童會經過相同的階段。藉由觀察兒童在繪畫中所創作的人形繪畫，兒童會自發性地描述他或她自己，我們時常可以看見兒童是如何感覺，以及是否有生理上或心理上的問題或衝突。

　　容格與諾伊曼最早將人類心靈的演化發展與兒童的心理發展加以連結。時下有許多演化心理學家發現並指出人們的歷史（特別是生理的）與人類現存行為間的關聯性[參考史迪芬・平克（Steven Pinkers）、羅伯・賴特（Robert Wrights）的論點]。現代各種心理學的理論已經與早期關於人類心靈的假設愈來愈接近，並且已被物理學、生物學與數學證實。

　　本章將會考量到身體與心靈間的關係來說明兒童繪畫的意涵。此外，我們也將會細究這些繪畫與神話故事間的相似性，並且探討它們與演化理論以及當代行為理論與發展心理學間的關係。

　　在各種不同文化中的兒童都運用同樣的方式：先畫蝌蚪，再從蝌蚪演化畫

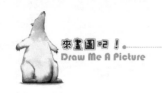
成一個完整的人［參考凱洛格（Kellogg）的論點］。大多數的成人都認識蝌蚪：一個圓圈上有一條短的線條的繪畫；蝌蚪會在螺線型的繪畫階段與第一次自發性地嘗試畫出一個圓形之後開始出現。當描述到這些圖形的時候，兒童時常說：「那是我」或者「這是一個小小孩」。當描述到人形繪畫的演化時，我們必須覺察到一個事實：在先前章節探討的形式並不會總是被用固定的形式繪畫出來。儘管學步兒通常在大約兩歲的時候開始會畫蝌蚪，但在這之後，有很長的一段時間裡蝌蚪還是會被畫出來。

我們可以密切注意兒童生理與心理的功能在這些人形圖畫裡的細部發展。兒童已經知道他或她的身體各部分有著各種功能。在兒童時期的第一年，兒童發現他的生理感覺，而這些身體的感覺導致心靈的發展，同樣地，他們的祖先在之前也發生過這樣的狀況；這些發現可以被視為是第一幅人物繪畫。兒童也知道什麼被允許而什麼不被允許，良心在此時會被發展出來。這些繪畫是普遍存在的，因為它們反映出兒童正常與健康的基本發展。

一些智力測驗仍然被使用，像是畫人測驗即在評估「合理的發展水準而非兒童的人格」［參考奧托・格梅林（Otto Gmelin）的觀點］。在這類對兒童的測驗中，要求兒童畫出一個人的圖形，然後這個人形的細節會被評分。儘管普遍的事實是，愈多細節被畫出來表示智力發展得愈深入，然而，許多細節會被情緒的因素所影響。像是強調或缺乏局部的人形，或是一個不完整的人形等特別的信號，可以提供我們關於兒童的心理與生理條件的訊息。雖然這些信號給人一種亂畫的印象，然而，父母親或其他人應該要能夠辨識與覺察出這些信號可能有的問題、衝突或阻礙。一個信號就像是頭痛一樣，可以被比擬為一個症狀。這些信號也許是無意義的，兒童可能只是感到厭煩或不舒服，但如果這些信號太常出現，我們應該關注並嘗試找出原因。

如果兒童在某天畫出完整的一個人站在一間房子或一棵樹的旁邊，而之後的幾天他或她卻只畫圓形或交叉型 —— 這完全是正常現象。有些時候，兒童可能只會在紙張上塗鴉或回到繪畫螺線狀或其他先前提到的繪畫形式；這可能意謂著這些形式與意涵在兒童的日常生活必須被重複。這些最早期的基本形式與感覺被連結到支撐兒童的安全感，而且必須在兒童的情緒生活中一再地被重複，

這既是合乎邏輯也是自然可理解的。

因為從人形繪畫中可以辨識兒童心理與生理的發展，所以仔細去檢視這些繪畫與了解每個細節的意義是有趣的。假如我們能夠成功檢視，將可以辨識出兒童在一般日常生活中的繪畫行為與意涵。繪畫有時會預告特定的發展即將開始發生，但是我們不可以期待這些繪畫扮演著命運女神的魔法球。想要辨識在兒童的繪畫中什麼是正常與健康的發展，以及了解繪畫的意涵，需要洞察力與經驗。只有在這之後，我們才能夠辨識出特別的信號與異常的現象。

5.2　蝌蚪

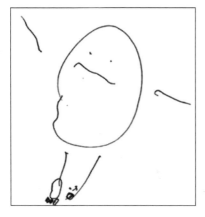

兩歲六個月大女孩所畫的圖

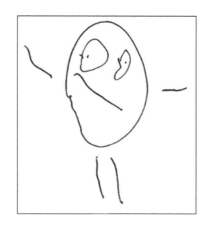

兩歲九個月大男孩所畫的圖

描述

圓圈裡有一些小圓形被當作眼睛，也有一條線被當成嘴巴。線條代表著手臂與（或）腿部，而且線條與頭部沒有連接。

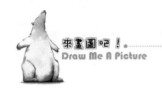
意涵

　　頭部與身體仍然能被感受為一個完整的整體。在剛開始時，兒童尚未能夠區分頭部與身體，所以他或她會以回憶的方式畫出頭部。正如我們所知，頭部是最早接觸到與經驗到外在世界的部位；視覺、味覺、聽覺與嗅覺從頭部發現，而嘴巴則是最重要的接觸器官。不止是食物，在生命階段的前幾個月，每件物品都會被放進嘴巴裡探索；佛洛伊德稱這個階段為「口腔期」（oral phase）。我們也稱這個階段為「前語言期」（pre-verbal phase），因為事物、人們與感覺都尚未被命名；兒童品嚐、聆聽、感覺與聞味道，但是他們仍無法辨識出他或她所擁有的功能。在出生後的前幾個月，當兒童開始區分自己與他人時，兒童就逐漸地獲得這些自己與生俱來的功能了。

　　這些經驗與遠古時期人類的心理經驗是相似的。早期的人們只有在覺察到自己的身體與周遭環境之後，才會開始思考他們自己。因為呼吸、飲食、觀看與聆聽是在頭部發生，因此頭部被認為是生活的基礎。有很長的一段時間，頭部仍然是心靈最重要的一部分。想法與感覺會藉由呼吸進入頭部。感覺也會藉由從內到外，來回不斷呼吸而運送；「情緒」（emotion）一詞即是從拉丁文的emovere而來，意指「從內在到外在的移動」[譯註17]。在希臘，「心靈」（psyche）一詞意謂著「呼吸、空氣」（breath, air）[參考布朗克斯頓（O.R. Broxton）的觀點]。即使到了今天，我們仍然可以看見情緒藉由頭部與嘴巴來表達；普遍的肢體語言是，人們在情緒強烈時會抱住自己的頭部，或輕輕拍打自己的頭部到嘴巴，彷彿情緒是可以用這樣的方法被傾吐出來。

　　在最早的時期，人們便認為心靈位於頭部；今日，我們知道心靈不只是存在心理，而是遍布於整個身體。兒童的生理與心理的發展顯示，心靈與身體間沒有區隔，而且具有密不可分的關係。人們有時候仍然會想要對身體與心靈間的矛盾經驗做一些區隔，因為心理的反應可能會在身體的各個部位。如果我們

譯註17　拉丁文的emovere指內在的一種東西受到外來的刺激而表現出來的現象，例如：喜悅、憤怒等。

感到害怕或緊張，我們的胃會抽動；如果我們發現自己處於一個極不愉快的情境時，我們的腿部會變得僵硬。

　　生理與心理的狀態在兒童與母親間的關係總是扮演一個重要的角色。不只是身體的照顧，愛、關心與被重視的感覺都是兒童存在的價值，也是存活的前提。很難想像的是，心靈是因為我們無法完全理解心靈的內容與功能的事實而引發的一種典型的人類特質。哲學家、宗教信仰、科學家、物理學家、精神科醫師與心理學家全都在這個議題上做了研究，我們在這裡無法檢測各種不同關於心靈意義的觀點與理論。有些人否定心靈的存在，然而卻有其他人說他們全然熟悉心靈。我們可以做的是盡可能清楚地描述這些繪畫的心理功能，並使用先前幾個章節所討論到的觀點（像是從不被限制的或主題性的分析研究與洞察力）來探討。

5.3 　有下半部的蝌蚪

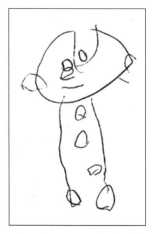

兩歲三個月大女孩所畫的圖

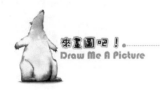
🍎 描述

　　我們可以看見一個頭有眼睛、鼻子、嘴巴與耳朵。兩條垂直線下方被畫上小腳，而且在兩條線之間有一個或多個圓形。

🍎 意涵

　　在蝌蚪被向下畫出直線而擴展成腿部之後，接下來任意一幅的蝌蚪繪畫都會被畫上手部與腿部，這表示嬰兒在他或她所擁有的視線範圍裡，突然發現自己有手臂與腿部存在的經驗。我們也可以看見從腹部開始到腿部之間有某些事物的存在。頭部開始有許多細節，但是身體的其他部分從頭部向下吊掛著。在畫出頭部之後，最先被畫出來的事物是手臂與腿部；這是符合邏輯的，因為手部與腿部總是能夠在兒童的視線範圍內快速地出現與移動。嬰兒也逐漸意識到他或她自己身體的其他部分，胃部會是各種不同感覺（像是飢餓、滿足或疼痛）的來源。

　　英國兒童心理學家溫尼考特（D.W. Winnicot）所著《兒童、家庭與外在的世界》（*The Child, the Family and the Outside World*）一書的第五章，即描述兒童與他或她的腹部與胃部的關係；其雖然只是身體的一小部分，但卻在兒童的感覺內涵上扮演著重要且不可或缺的角色。吃飽後在胃部聚集的空氣必須透過打嗝被釋放出來，母親會輕輕拍打嬰兒的背部以便產生這些氣泡。這些介於腿部之間的點狀物或圓形是否就代表著這些打嗝物呢？兒童感覺到胃部是位在頭部與腿部間的某處；他或她也會覺察到某個東西進入，以及某個東西會從胃部離開。在這幅繪畫中，我們可以看見身體的臀部是開開的。胃的下面尚未被明顯感受到，因為兒童還無法有意識地控制胃部裡頭的東西。身體仍然是開放狀態，而且這個兒童尚未進行大小便訓練。

5.4 頭部與臀部

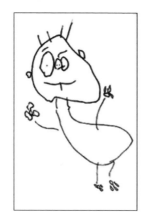

四歲三個月大女孩所畫的圖

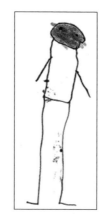

四歲五個月大男孩所畫的圖

描述

較多的細節被畫出來。我們可以看見頭部、身體、腿部、手臂、雙手與雙腳。

意涵

兒童在生理覺察發展的下一步是區別頭部、身體與腿部。一個覺察到自己身體的兒童通常有較多的自信，而有自信的兒童通常是較聰明的。我們也可以看見女孩子們會將自己的身體畫成圓胖的外形，然而，男孩子們卻會畫正方的外形；這是因為在那個年紀的男孩與女孩已逐漸意識到他們在生理上的差異。我們可以再次看見三、四歲的女孩與男孩在玩遊戲上的差異。男孩會玩建築積木的遊戲，而且時常會創作一個高塔；而女孩則時常使用積木建構圓形的建築。佛洛伊德學派的心理學家指出，男孩正表達著他們對陰莖的幻想，而女生則表達著對陰道的幻想。我們也可以辨識出在早期常見的各個文化藝術習俗中，女

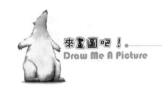

人常被表達成圓形的（像是花瓶），而男人則是高大又方形的（像是圖騰）。在後續討論兒童如何繪畫生殖器時，我們將再回到這部分的細節裡。

假如有一個閉合的臀部被畫出來，這通常意謂著兒童已經逐漸開始進行大小便訓練，而身體能容納的東西會被保存在裡面。能夠保留及釋放排泄物與尿液的能力，和控制生理的衝動與因應壓力的能力一致，正常的大小便訓練會考量這個部分。想要控制情境的需求，和給予與取捨、釋放與保留的衝突相符合。假如大小便訓練花費太久的時間或必須一再重複，可能代表了兒童無法控制環境；新生兒、搬家或其他此類的改變也許會導致兒童的緊張，而引起他或她再次尿褲子。

聰明的兒童畫出較少細節的人形繪畫是有可能的，例如他們可能生病了，或兒童經驗到一個引起他或她對自己的身體感到受創的事件。此外，內在不確定的感覺也會被表達出來。

案例說明

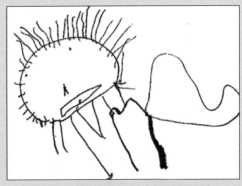

斷掉的手臂（五歲大女孩所畫的圖）

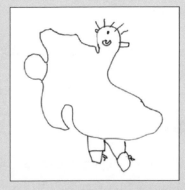

不安全（四歲大女孩所畫的圖）

一個五歲大的女孩從她的遊戲滑板車上摔下來而傷到手臂，之後手臂打上石膏。在她的繪畫裡顯示出她的感覺。

一個四歲大的女孩只有聽到她將要和父親一起度過假日。儘管她是開心的，但是她也將有一段時間看不到母親。她先前可以將人形畫得很好，但是在這幅繪畫中呈現出混亂也顯示她的不確定感。

5.5 學齡前兒童與奇幻式思考

學步兒與學齡前兒童喜歡獨自一個人或與兩、三個兒童一起遊戲。當他們發現周圍的世界時，他們會模仿它：扮演房子、商店、醫生等。他們也在遊戲中使用動物玩具、現實生活的玩具或絨毛玩具；這是奇幻式思考（magical thinking）階段最重要的時期 [參考賽瑪・佛萊保（Selma Fraiburg）的觀點]。兒童在動物與事物上具有豐富的想像力，且會呈現出奇幻的特質。如果你理解兒童只知道實際存在事物的一小部分，不被較多的知識阻礙，因此可以逐漸創造出他或她自己的真實，這便是符合邏輯的；這也許是引發許多自然事物逐漸變成恐懼的來源（例如風的聲音、壁紙上的陰影等等）。學齡前兒童開始學習它們可能是什麼以及可能不是什麼，進而開始形成標準與價值判斷，也形成了道德良心。父母親或其他人所設定的規則會引起罪惡感，之後會導致恐懼；兒童可能會認為他或她的想法會被其他人聽見。恐懼對兒童而言是一個正常的現象；恐懼會被需要，是因為兒童可以表達他們自己並控制他們的恐懼。當覺察力或是智力成長時，恐懼就會消失。就智力上來說，兒童開始藉由問問題來學習大量關於實際存在的事物的知識（也就是所謂的「為什麼」階段）。

我們都知道一個事實，就是我們的祖先認為他們周遭世界的環境都有奇幻性的特質。樹木裡可以發現靈魂，而且具有既神聖又不可思議的力量；他們也認為動物或其他人們也有這些奇幻式的特質。今天我們稱為幻想式的遊戲就是我們祖先一系列的工作。遠古時代戴著面具跳舞的舞者，扮演著彷彿他們就是面具上的動物。人們相信人死後的靈魂會附在動物身上，因而引起與動物的靈魂進行特定溝通的感覺。用這樣的方式，人們可以用自己自然的直覺，潛意識地與動物的直覺接觸。為了要學習他自己的感覺是什麼，這是必要的。

我們稱這個動作為「投射」（projections），因為個人內在的內容被投射到外在世界的物品或人們身上；這樣的奇幻式思考仍可在今日被發現，例如國旗、足球社或流行偶像的象徵意涵。沒有人可以損毀或侮辱這些象徵，因為人們或團體認同它們。大致上來說，人們覺察到這些感覺的意涵。從奇幻的信仰到了

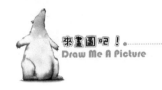

解這些事實的轉變，只會發生在人們已經逐漸意識到周遭環境，以及他已經發展獨自思考的能力之後；這個奇幻的階段是個人意識的先驅。智力的成長使人們能夠更客觀地檢視自己。

能夠繪畫人形是個體發展的重要象徵；藉由畫自己，兒童能夠投射自己到外在的世界。畫自己的兒童逐漸覺察到自己，而且當這樣的覺察成長，人形的繪畫會逐漸包含愈來愈多的細節。這樣的歷程與遠古時期的人們逐漸覺察到自己的身體，進而認定它是一個心理上的意涵的歷程相似。

兒童逐漸成長而覺察到自己的身體及身體的功能，與自己心靈發展的成長歷程是相似的。接下來將討論，我們在人形繪畫的細節中可以看見兒童對生理與心理上兩者成長的覺察。我們應該試著想像：當我們的祖先逐漸意識到自己身體的時候，他們便能夠使用這樣的覺察來解釋心理的表現形式。我們的祖先所經驗到的身體與心靈密不可分的連結，如同一個既定的事實讓發展中的兒童去應用。有說法認為現代的人們已經失去這樣的連結，其實這並不是事實，事實是現代人沒有經驗到像這樣的經驗而已。

5.6 人形繪畫的細節

嘴巴

嘴巴是最早用直線畫出來的部位，但像嘴唇、牙齒等細節不久後會被涵蓋進去。

意涵

嘴巴是頭部最重要的部位之一，也是呼吸、飲食、說話與表達的中心。臉部的表達是在大猩猩身上知道的（華盛頓的非語言研究中心），而且在人類的演化過程中已經有很長的一段時間了。

飲食是生存所必需不可或缺的。這是人們表達與想要被滿足的首要之務。嬰兒使用他或她的嘴巴從母親的乳房或奶瓶的奶嘴去發現食物；他或她使用嘴

巴去探索各種物品與材料。在整個人生全程，愛的接觸會藉由嘴巴而發生，而嘴唇更是在親密接觸時最敏感的器官。

　　牙齒使我們能吃較堅硬的食物，這可能說明了牙齒在嘴巴裡的攻擊意涵。正如在本章先前關於蝌蚪的討論，嘴巴在表達感覺（像是空氣、呼吸、心靈）時是非常重要的，這就是為什麼兒童特別專注在繪畫嘴巴上。藉由嘴巴，他們可以表達飲食、談話、愛、恐懼、攻擊、難過、驚訝等經驗。

頭髮

　　通常會在頭部的最上面畫上一些線條來代表頭髮。當兒童逐漸覺察到自己的性別時，女孩會畫長頭髮，而男孩則畫短頭髮。

意涵

　　頭髮總是代表著力量，因為頭髮會快速成長、非常強壯且不會腐爛。剛開始的時候，被畫出來的頭髮與自我的發展相符合。頭髮被明顯地畫出來時，表示具有強壯的認知功能；有許多的事情會在頭部發生，對一些兒童而言，也許是太多了。藉由在頭頂上畫線條，兒童顯示他們經驗到意識的與潛意識的事實，也就是在頭部的某處有活動在運作。頭髮會日以繼夜地成長，就像思考會在白天與夜晚作夢時運行。頭髮時常在童話故事、神話與信仰中扮演重要的角色（像是顏色、是否被剪掉等等）。

　　在兒童的繪畫中，女孩通常畫長頭髮，而男孩則是短頭髮。儘管形式可能會改變，但是兒童通常會遵守這樣的規則。大約從七歲開始，兒童開始會以較真實的方式畫出他們自己以及其他人，之後他們會逐漸覺察到髮型是自己人格的一部分，就像在身體上穿戴裝飾品以及衣服一樣。來自地中海國家的兒童時常將女人畫上面紗，而男人則是畫八字鬍或山羊鬍，面紗會覆蓋著長期以來象徵「性」（sexuality）的頭髮。在埃及，長的髮辮是年輕的象徵，而長頭髮則是處女的象徵，然而，臉部的毛髮則是男人（性）能力與智慧的象徵。

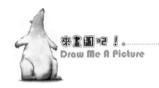
眼睛

假如我們在一個較大的圓形裡看見兩個相鄰的小圓圈，特別是當有一條小的直線在圓的底部成為一個嘴巴的時候，我們便會假定這是一個臉部的繪畫。

意涵

眼睛與嘴巴是臉部最重要的特徵。在孩子剛出生的幾個小時，母親與其進行熱切的眼神接觸，對建立良好的關係而言是重要的。研究已經顯示，即使在母親說話時，嬰兒仍然會凝視母親的眼睛。

大約在四歲開始，兒童會在圓圈裡畫上額外的點與線條：也就是瞳孔。沒有瞳孔的眼睛表達茫然之意；瞳孔給予眼睛一個靈魂。「瞳孔」（pupil）一詞的起源是指「年輕的兒童」。假如你仔細地看著瞳孔，你將會看見一個非常小的人。我們的祖先認為，每一個人的內在都住著一個小的人，這就是為什麼他們將眼睛的這部分稱為瞳孔。假如兒童繪畫瞳孔，便顯示自我覺察正在成長。空洞的眼睛在進行接觸時是有困難的。在較年長的兒童（大約從七歲開始）所完成的畫人繪畫中，空洞的眼睛也許意謂著內在的空虛感，在接觸時，他們也可能顯現出發展性障礙的問題，例如可能有某種形式的自閉症。兒童通常會畫出直視前方的眼睛，但是有時候會畫正在看左邊或看右邊的眼睛，像這類會看向旁邊的眼睛，可能是指害羞或沒有安全感；但是我們不應該在沒有觀察兒童的真實情境前就對此做出結論。

鼻子

在蝌蚪中，鼻子與眼睛被畫出來的時間幾乎是完全一樣的。當一個兒童發展時，他或她會發現許多方法可以嘗試用來畫出三度空間的鼻子：像是小的直線、方形、三角形、鼻孔等等。

意涵

畫出鼻子不是一個問題，但是如果一個兒童畫不出鼻子就是不尋常的。那

麼我們必須自問，為什麼鼻子會不見了？鼻子是我們用來熟悉世界的最原始器官，我們的動物祖先使用鼻子去發現食物與認識伙伴。一個新生的嬰兒會認出母親的氣味，而且當湊上母親腹部的時候，嬰兒會轉向母親的胸部想要吃奶。氣味能夠喚回一段遺忘已久的記憶。無論在意識上與潛意識上，氣味總是在與他人接觸時扮演一個重要的角色，這就是為什麼當兒童在他或她畫人的圖畫中沒有畫上鼻子，或是鼻子被畫得怪異時值得注意。這可能與母親和兒童在最初的接觸時有些困難相關聯，但是負向的生理經驗（流鼻水、流鼻血）或者是被虐待（被捏鼻子），也可能是造成鼻子被遺忘或不尋常的原因。

脖子

大約從六歲開始，兒童開始分別地在頭部與臀部之間畫出直線當作脖子。

意涵

頭部（智力）與身體（感覺）的區別會被強調出來。人的意志發展出來，而且脖子使兒童能夠將他或她的頭轉向各個方向。

假如脖子被強調出來，這可能意謂著內在的與身體的衝動雖然被引起，但是已經在控制之中，兒童最初會藉由智力（也就是頭部）來進行行動。在非語言的溝通中，用手支撐住脖子象徵著不確定感，這是從使用這樣的姿勢來保護身體最脆弱部分演化而來的；脖子也是動物在獵食其他動物時，會攻擊的部位。假如在七歲之後，兒童還無法畫出脖子，可能意謂著兒童無法控制他或她自己的慾望（微小的意志力），或者兒童的慾望可能被權威者給抑制住了。

耳朵

耳朵可能會在較早的年齡時被畫出來。

意涵

身為頭部的通道，耳朵是一個能夠交流內在與外在世界的器官。耳朵聽見什麼可以說出來以及什麼不可以說出來；兒童的意識至此被形成。當兒童開始

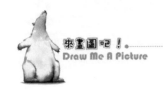
有意識地傾聽時，耳朵會被畫出來。假如兒童忘記畫耳朵，這可能是指他或她不想要聽見一些事情。而大耳朵可能意謂著兒童喜歡傾聽，例如大人正在與其他人說些什麼。

雙手

雙手會被以各種不同形式的大小繪畫出來。

意涵

雙手使我們與外在世界產生連結；我們藉由觸摸與感覺來接觸人們與用具。在許多文化中，最先意識到與其他的個體進行社會接觸的是雙手。在較小的時候，兒童學習揮手或握手。圖畫中的手部會被關注，因為這反映出兒童正在與他人接觸的方式。雙手被繪畫的大小與來自外在世界以及對外在世界的侵略行為成比例，例如，雙手被畫得太小或雙手像是被放在口袋裡藏起來，可能意謂著害羞或社會接觸的問題。手指甲特別明顯的被畫出來，可能意謂著攻擊的情緒，因為在演化的歷程中，指甲已成為動物在進行捕食時，用來攻擊其他動物的重要要素。

手指與腳趾

兒童已經逐漸覺察到完整的身體，特別是當兒童在繪畫時能夠數得出五隻手指與腳趾的時候。

意涵

數字五是一個古老而且富有意義的象徵。這是一個完整的人類生理的、肉體的與天然的數字，因為人類是由一個軀幹與四肢組合而成的。大腦已經覺察到一個新的生理狀態 —— 那就是為什麼新的心理改變會發生的原因。例如：兒童現在能說得很好而且可被理解，他們也能夠數到五。假如在他或她的畫中，兒童畫錯了手指或腳趾的數目，可能意謂著某件事帶給兒童不平衡的感覺。

雙腳

雙腳最早被畫成線條與圓形的腳趾，而鞋子在較晚之後才會被畫出來。

意涵

當我們站立與走路的時候，我們與大地便產生連結。我們可以使用我們的雙腳自由獨立地移動。雙腳如同腳印一樣，意謂著某件事物已經被占據而成為資產。當兒童開始直立行走時，他們對世界的觀點便擴展了。直立行走是人類與動物在演化上最初的差異。從人們能夠直立行走開始，人們便開始有智慧地發展了。我們所熟悉的諺語說，「像門墊般的」被對待，就是一個順服的象徵。放一雙腳在戰俘、奴隸或不服從的僕人身上，是表示這些人有多麼地被鄙視的一個象徵。

在兒童繪畫中的雙腳告訴我們兒童與其周遭世界的關係狀態；可能有小的、纖細的腳，或是大的、強壯的腳。一雙腳可以被用來踢（攻擊），或像諺語說的「站不住腳」（not having a leg to stand on）。沒有腳或單腳站立可能是依賴或不平衡的象徵。腳上的鞋子也可以增添腳的意涵。有鞋尖的、大的、硬的鞋子，或者有輪子的鞋子，或者是給予極少支撐，幾乎看不見的鞋子。鞋子可以成為一種武器，或者能夠協助表達或強化一種性格。以上都告訴我們兒童對世界的關係採取何種態度。

膝蓋

兒童時常用特別強調的方式畫出膝蓋，這是很特別的，因為很少出現在其他像是手肘、腕部等部位的關節中。

意涵

「膝蓋」（knee）一詞是從拉丁字 "genu" 衍生而來，是指「根源」（source）的意思。在理查德・歐尼恩斯（Richard Onians）所著的《歐洲思想的起源》（*The Origins of European Thought*）一書中，即指出膝蓋是力量與活力的所在

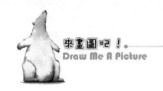

地；這可以歸因於人們理解到只要能移動自己的膝蓋，他就是強壯與充滿生命力的。膝蓋的第二個意思是指「根源」，也許是源自於較早的時代，當女性跪下時會生下孩子。這可能是引發膝蓋與「根源」相關聯的起源。在許多文化與信仰中，跪下是一個用來對某個優越者表達尊敬的姿勢；即使到了今天，在宗教或是皇室的領導者面前下跪還是一個常見的習俗。這個心理的解釋幫助我們了解，兒童在生命的特定階段會以強調的方式畫出膝蓋。假如兒童畫出緊密銜接的膝蓋，這可能意謂著兒童不想要屈服於某人或某個想法。

肚臍

在腹部的中間會有一個點或小圓圈確實被畫出來。之後，在其他部位的下面也會有一個點或一個圓圈被畫出來，兒童通常稱這些圓或點是「按鈕」。通常一幅繪畫中不會有超過八個按鈕被畫出來。

意涵

肚臍通常位在身體的中間。在肚子裡的胎兒會透過肚臍來接收氧氣與食物。臍帶是一條將兒童與母親繫在一起的帶子，而在出生後會突然地被剪斷，但是仍會在肚臍留下痕跡。從心理上來說，學步兒或學齡前兒童把他們所擁有且與母親連結的自我，看作世界的中心。在神話故事中，我們發現「世界之臍」就像是世界中心的象徵。在德爾菲神殿（Temple at Delphi）著名的石頭被認為是「地界之臍」。而且有愈來愈多的肚臍石被發現，範圍從伊斯蘭的卡巴聖堂（Islamic Kaaba）到耶路撒冷（Jerusalem）的肚臍石。肚臍也因此有一個全人類從自然經驗中發展而成的原型意涵在其中。

假如學齡前兒童或年紀較長的兒童畫出肚臍，這可能意謂著兒童仍然與母親有強烈的情緒連結。大約到六歲時，肚臍成為自我中心的象徵，它被畫成許多從上到下連續不斷的釦狀物；釦狀物數量通常與兒童的年齡一致。目前還沒辦法完全明白為什麼大多數的兒童會畫這些釦狀物，且直到大約八歲時才會停止。也許他們逐漸了解到別人也有自我；許多成人記得自己在孩提時代會逐漸意識到別人就像自己一樣有自我的存在 [參考康斯坦（Kohnstam）的觀點]。繪

畫中出現釦狀物可能意謂著兒童仍然堅信他或她自己是獨一無二的；當自我中心的思考方式被捨棄，新的人格會在衣著與複雜的流行時尚中表現出來。

衣著

兒童通常在大約六歲時開始畫出衣服。他們有時會在腹部畫出一件衣服的細節（例如：裝飾上一件毛衣或一條皮帶）。

🐛 意涵

從兒童開始意識到並接受他或她自己性別的時刻開始，男孩或女孩的圖畫都會穿著衣服。在目前的流行時尚中，男孩與女孩都穿著長褲，因此兒童對兩種性別都會畫上相同的衣著。但是由於女孩通常穿著較鮮亮的顏色，也因為她們會穿戴裝飾品，所以她們在繪畫中會呈現彩色的以及有裝飾品的衣著。衣著會帶來某種特定的身分，並且向其他人表明你是誰。包含有袖子、衣領與鑲邊的精細衣著象徵強烈的人格，這類兒童會覺察到自己，並特別強調他的衣著。繪畫出精細的衣著也表達成為社會大眾一份子的（集體的）感覺。兒童會看見並且知道其他兒童穿著什麼種類的衣服，而且他們會想要參與以及隸屬於一個團體，同時也在團體中表達自己的喜好。

頭飾

大約從六歲開始，男孩和女孩都會畫男人戴著一頂帽子而女人有著一頭長髮。

🐛 意涵

一頂（有邊或無邊的）帽子凸顯出人格。兒童更清楚知道他或她自己的身分。帽子時常是權力的象徵，美洲的原住民或印第安酋長都會配戴有最多羽毛的帽子，而在皇室則會戴上他們的王冠。最重要的人物會藉由在頭部戴上某些東西使自己較為高大；戴著比其他人更高的帽子是較高的地位與個人權力的象徵。

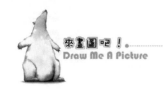

　　時下某個特定年紀的男孩與女孩都喜歡戴著棒球帽。這類的帽子是想要讓人感到堅強，並且嘗試藉由穿戴某些「酷」（cool）的東西來隱藏感到不安全的象徵。在西方國家，女人仍然在特定場合戴上帽子以強調他們的個性（例如：作為新娘的母親、在盛大的宴會、在賽馬場與在官方的政治宴會等）。男人則鮮少戴帽子——即使是在官方的場合；他們戴帽子只因為帽子的實用性，例如遮陽或禦寒。有些帽子被當作團隊制服穿戴以象徵團結的證明。在近期女性解放的年代（十九世紀與二十世紀初期），女性的帽子裝飾了許多羽毛。地位與權力對女性而言，相對上是新的，這也許可以解釋為什麼與男性相較之下，帽子對女性而言仍然是較為常見的。女性是否可能（潛意識地）想要追趕上男性呢？

　　儘管如此，兒童在尚未脫離他們的父母時，他們仍然會畫出性別特有的帽子與髮型當作一個符號（也可以參考前述**頭髮**的意涵）。但是解放會在青春期開始。

生殖器

　　大約從五歲或六歲開始，兒童會坦率地畫性的符號。女孩畫胸部與陰道，男孩畫陰莖；這不但是他們畫自己的時候，也是他們畫他們的父母（或兄弟或姊妹）的時候。

意涵

　　繪畫性別的特徵表示認識並接受自己所擁有的性別認同。

　　原始的人類時常在他們的雕像或繪畫中描繪生殖器，懷孕的腹部、胸部、陰莖是區分男性與女性身體特徵的代表。新生命來自陰道。但是早期的男性普遍被認為沒有覺察到性愉悅，也沒有覺察到性交與兒童在女性的腹部成長有所關聯。雖然他們已經經驗到性的感覺，但是這和年幼兒童經驗到的相似，他們不會將性感覺與性關係或懷孕作連結。

　　當原始的人類開始務農時，便注意到男人與女人在天性上的差異。大自然是人類天生的與生理的特徵之範例。大地是女人身體的範例；它是種子開始成

長的黑暗洞穴，而且它提供成長的養分。大地的繁殖力也許可以用來當作了解女人繁殖力的範例。人們迫切地尋找水促使大地肥沃。女人尋找農作物、播種的種子，並且收割農作物以及藥草。她們用黏土製作甕以在地底下儲存油料與酒。男人打獵時的活動與力量是一個範例；他們做粗重的工作並建造小屋與小船。他們在遠處與陌生人及敵人接觸。大自然再次成為被用來當作了解男人天性的範例。陰莖逐漸成為力量與成長的象徵。當男性的智力發展時，他能夠連結性交與後代子孫間的關聯。在女性（繁殖力的）神祇被尊崇的母系時期，因為她們被視為擁有生命與死亡的知識，因而在族長制的時代中受到尊崇。在信仰與男性統治的影響下，女性的力量被抑制與否定。女性的身體被視為是荒蕪的原野，只有在男性散播他的種子時才會逐漸變得具有生產性。直到最近的世紀，女性大量與公然地示威，要求被視為完整的個體並與男性平等。女性平等的心理實現，與人類關於性能力與生殖能力的自然生理特性的實現是相似的。

六歲或七歲繪畫生殖器的兒童與其特定性別意識的喚起相配合，並且沒有性的意涵。九歲之後，繪畫性的符號是想要更多關注的象徵，尤其是在如果兒童已經被告知一些關於性知識的時候。

5.7　學習觀察人物的繪畫

每位兒童創作出來的每幅繪畫都是獨特的。接下來提供幾個例子的目的是為了說明如何察看人物繪畫的細節，並發現繪畫中普遍的或是個人的意涵。仔細觀看繪畫將能帶給我們深刻的理解。

接下來的實務案例討論並沒有非常精確地描寫結論，因為當中涉及過多私人訊息的揭露，而且這些訊息在此研究的架構中不是必要的。儘管沒有關於繪圖者明確的背景資訊，針對繪畫中的細節進行檢視仍然可以讓我們了解繪圖者的人格結構。

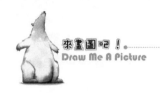

🍎 案例說明 1

　　一個七歲大的男孩所畫的圖，這個男孩在家中是三個男孩中年紀最小的。

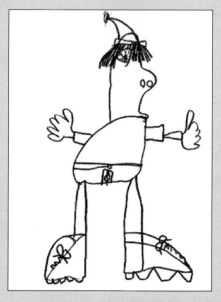

一張人的繪畫（七歲大男孩所畫的圖）

　　讓我們從上到下檢視這幅繪畫。

　　畫中的**第一印象**是在頭部有一頂尖尖的帽子。這頂帽子對一個七歲的男孩而言並不合適。也許這頂想像出來的帽子是（太過）幼稚的（一頂頑皮小孩的帽子），又或者這頂帽子是一個愛開玩笑的人（小丑）戴的，但它也可能是一頂睡帽。或者也許兒童是要強調頭部，因為在頭部裡發生許多事情。頭髮的線條也指出在頭部有許多的活動。這可能意謂著理解力與許多的想像力。頭部也可以用從同學或較年長的兒童身上所學得的側面圖技巧畫出來。對這個年紀的兒童而言，（從團體的標準來看）這是正常的。

　　臉部並沒有直視我們。這個人往右邊看去，這通常意謂著他將會讓自己適

應現實環境，並將選擇自己的道路。但只有頭部與沒有（還沒有）身體其他的部分是事實，這可能意謂著此人想做一些事但他還不能（尚無法）做。**嘴巴**張得很大，這可能意謂他著重口腔的需求（像是吃甜食），或想要大聲說話（尖叫）以表達情緒。**耳朵**沒有被畫出來，這可能意謂著他不想要聽得很清楚，或他不想要聽見特定的事情。我們可以看見在這幅畫中沒有出現**脖子**，這意謂著理智（頭部）和感覺（身體）沒有被區別分化出來。這個兒童沒有發展出很多的慾望，因此他可以試圖抗拒自己的慾望。**手部**被畫得很符合比例，並且朝向外面，這意謂著他與外在世界有良好的接觸。**生殖器**在這個年紀被畫出來是很正常的，這意謂著兒童覺察到自己的性別；但是複雜的陰部（private parts）可能意謂著兒童尿床了。

　　鞋子在畫中的強調暗示著一個不變的立場，而且是一個必然的象徵。鞋子相較於身體其他部位是較大的，而且在鞋底有防滑釘，這可能暗示著特定的侵略行為（搏鬥或踢人）。當然，這也有可能只是因為那個兒童收到一雙新的足球鞋，所以他特別強調鞋子。儘管這些鞋子特別適合用來踢東西是事實，然而我們並不明白為什麼鞋子在畫中會被強調出來（踢球是一種攻擊的昇華形式，這將會在本書稍後關於兒童繪畫的攻擊主題的章節中討論）。

　　雙腿被穩固地放置在地上，意謂著這個兒童感覺到可靠的與屬於大地的。身體的比例對這個年紀的兒童而言是適當的；這個兒童在自己的生理層面感到平衡。衣服並沒有太多的細節，這意謂著人格尚未被分化出來。衣服上唯一的細部是一條被用來當作胸部與腹部（與生殖器）分界線的皮帶，這條**皮帶**是用來支撐與扣緊褲子（或膀胱？）的。皮帶也是指胸部與腹部感覺的間隔物，也就是意謂著表面的情緒（胸部）與深層的情緒（胃部）間的差別。圖中沒有畫出周遭環境，這可能是因為兒童沒有足夠的時間完成這幅繪畫，或可能因為外在世界尚未扮演重要的角色。

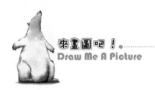
結論

　　我們可以從這一幅繪畫中獲得一些結論。這是一個尚未完全知道自己能做什麼或想要什麼的男孩所畫的一幅圖。他的智能看來是正常的。他有口腔的需求（吃甜食或吸吮他的拇指），以及／或者他的口語行為是具侵略性的。他有許多朋友，但也有很多的爭吵。他沒有很關心其他人想要什麼或在做什麼。他喜歡做自己感到愉悅的事，而且不想聽得非常清楚。他很容易親近，但是當他生氣時會逐漸變得具攻擊性。有時候他的行為以他的年紀而言是太幼稚的，而且他的舉止像小丑。他是一個思想家而且具有想像力。他不會輕易地顯現他內在最深層的感覺。他可能有尿床的問題。身為家裡最年幼的兒童，他可能必須要防備年長的哥哥以保護自己，而他有時候可能透過舉止表現像個小丑來隱藏他的焦慮。

案例說明 2

一個十歲大的男孩所創作的繪畫。他已經上小學而且很聰明,但是其他人發現他的行為是奇怪的。

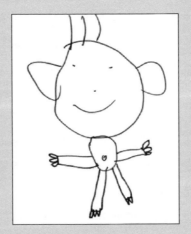

一張人的繪畫(十歲大男孩所畫的圖)

就十歲大男孩的年齡來看,這幅繪畫給人的**第一印象**是幼稚的。

頭部的比例過大,頭部與身體的關係似乎像是一個嬰兒。有三條象徵頭髮的線條矗立著,這意謂著認知的活動與能力。耳朵非常大,這意謂著道德感與傾聽他人的能力。手部與腿部是用幾乎一模一樣的方式畫出來的,例如手指與腳趾。手臂向外伸展,這暗示著良好的社會接觸;儘管在每隻手上都只有三根手指,而且手指的形狀與腳趾頭一模一樣,這可能意謂著對自己有不完整的或心煩意亂的身體意象。腿部並沒有站立在地面上,而且感覺不是很穩定。沒有脖子 —— 意志力沒有發展得很完全。沒有衣服來凸顯出人格的部分。在腹部的地方被畫上一個肚臍,這意謂著他與母親仍然有強烈的連結,而且尚未發展出獨立自主的自我。

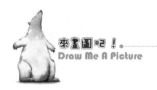

結論

　　這幅繪畫較像是一個五歲兒童所畫的，這對一個十歲大的男孩創作者而言是太過幼稚了。因為當兒童（與成人）在感到尷尬或抗拒時，時常會以火柴棒的形式畫一些個人的內容，我們可能沒辦法立即為這幅繪畫中的意涵下個結論。然而，如果一個兒童不能夠自發性地（不是以模仿的方式）進行細節的畫人繪畫，我們肯定能將此現象視為是一個訊號。

　　創作此幅繪畫的男孩說，以前他從來沒有也沒辦法畫出這麼棒的人形繪畫。

　　從這幅繪畫中可以知道的是，這個男孩有高度的天賦，而且表達出一些自閉的特質，像是繪畫中特別強調頭部，以及頭髮的線條呈現強健的感覺。在頭部或身體沒有畫出其他的細節，而且缺少衣服與周遭環境，又或是被畫出來的那些部分，對他的智力而言是太過幼稚的。他對自己身體覺察的發展是不完全的，也因此他對自己心靈與情緒的覺察也是發展不完全的。就他的年紀而言，他不太了解自己的身體與周遭環境。

　　檢測完這幅繪畫中出現的異常之處，我們現在可以看看好的部分。他畫出一張微笑的嘴，這意謂著他對自己有正向的意象。他的道德感似乎被組織得很好，因為他的耳朵與頭部的比例相符合。他向外擴展的手臂展現與外在世界接觸以及交朋友的可能性。他的意志力沒有發展得很完全，而意志力對克服挫折而言是必要的。然而，有跡象顯示自我與人格有發展的可能，因為在腹部有畫出肚臍，而且四肢呈現集中化的傾向。

案例說明 3

一個七歲大的女孩最近因為搬家而感到某種程度的不安全感。

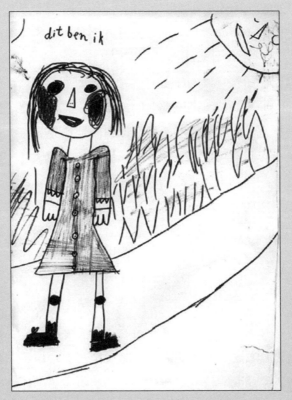

dit ben ik

一張人的繪畫（七歲大女孩所畫的圖）

臉頰被強調出來 —— 紅色的臉頰是健康的象徵，也具有尷尬（羞愧）的象徵。**嘴巴**稍微分開來，**嘴唇**則被強調出來，這可能意謂著特別的口腔需求（吸吮拇指）、多愁善感與敏感。**頭髮**顯示這個兒童知道自己是一個女孩，而且接受這個事實。**脖子**被清楚地畫出來，這意謂著感覺和理性間有清楚的分隔，因此意志力會完整的發展出來。**手臂**被畫得很靠近身體，這意謂著她與社會接觸是有困難的；然而，**手部**是清楚可見的，這意謂著接觸是可能的（例如，如果

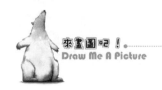
其他人可以更主動親近她的時候）。**膝蓋**被特別強調出來，這意謂著某種程度的固執；然而，這也可能是兒童最近跌倒**傷到**她的膝蓋（許多事故像是跌倒、或是碰撞到一些東西，也可能會透過哭泣來引起注意）。畫出來的**鞋子**符合比例，這意謂著有強健的基礎。**腿部**是分開的，表示她感覺既放鬆（輕鬆的狀態）又可靠（接觸地面的）。**身體的比例**非常好，而且對她的年紀而言是相當適當的。

在**衣服**上有七個鈕釦（她的年紀是七歲），而且衣袖上有些裝飾品。衣著是齊全的，因而凸顯出人格。在胸部與腹部間並沒有分隔物（在腰部間沒有皮帶），這意謂著從胃部引發的深層感覺可以自由地在胸部的表層流動。

在**周遭環境**上，我們可以看見草皮與日光等自然的環境。有一條從左到右向上延伸的道路，朝向未來與更高的理想（太陽）目標前進。**太陽**有臉部，而太陽的輻射線瞄準這個兒童，這暗示著在這個兒童周遭環境中的原型父親存在著能量、溫暖與明亮。頭頂上的那串**字**意味著這個繪圖者想要被認識與認可。

🍎 結論

這可能是一個喜歡吸吮拇指或吃甜食的害羞女孩。她不輕易屈服於某人的期待。她在做出反應前會先思考。儘管她與外在世界有自然的接觸，然而，她和別人接觸是有一些困難的。她是聰明的、冷靜的，而且有穩定的基礎。她是敏感的，而且是有企圖心的；她想要被看見也想要被聽見。

在本書的最後一章，將會針對繪畫中更細節的部分進行系統化的分析。

Chapter · 6
房屋與樹的繪畫

6.1　房屋的象徵

　　關於房屋與樹的繪畫研究告訴我們，繪畫房屋與樹的方式有共通性的發展，而且我們從祖先身上看見傳承下來具有原型的、原始感覺的圖像。在房屋和樹的繪畫中，我們可以看見外在現實與內在感覺間的關聯性。這不僅可以在兒童身上催化出來，也可以從成人的身上看到。我們也可以再次看見外在現實的象徵性是人類心靈創造力的來源。

　　大約從五歲開始，兒童開始逐漸定位實際存在的事物。兒童會畫出那些他或她知道的東西，但仍然保有許多想像空間，而且繪畫的內容時常可以說成一個故事。雖然房屋與樹看起來有點像是現實的事物，但是在這個年紀，兒童仍然與共通的以及原型的感覺有緊密的連結。換句話說，房屋與樹的象徵性意義是重要的。在之後的階段，兒童開始調整自己去適應從家裡與學校學習到的現實事物、社會規範與價值觀。從七歲開始，兒童開始進入發展心理學所謂的「潛伏期」（latent phase），這是一個說明兒童在經過許多年的成長與學習後會出現停滯的觀點。儘管如此，兒童在早期還是（不幸地）被教導成依據團體的標準來畫房屋或樹，這樣的標準會造成兒童不是出於自身的想法，而是用學習到的方式畫出了無新意的繪畫。在沒有批評聲浪與被指導的情境之下，兒童會使

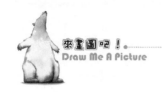

用出於潛意識的原始形式畫人、房屋與樹。這樣的繪畫是更有價值的，因為兒童有了表達他或她的感覺的機會。如果有某人能夠了解繪畫內容的某部分，兒童可能會感覺到自己是較被了解的。

　　幸好，透過羅達・凱洛格（Rhoda Kellogg）所做的普遍性研究的重要部分[譯註18]，我們知道全世界的兒童都會創作相同種類的房屋繪畫。在羅達・凱洛格所寫的《分析兒童的藝術》（*Analyzing Children's Art*）一書中，她指出：世界各地兒童所繪畫的建築物或「房屋」都很相像（第123頁）。

　　為了理解房屋繪畫的象徵性意涵，我們必須考量許多因素。我們可以用許多不同的方式檢測兒童畫的房屋。我們可以觀察房屋的外觀：房屋的類型，像是一棟平房、連棟房屋，還是別墅。這些房屋繪畫象徵著實際存在的事物，它們沒有較深入的心理意涵。兒童與自己的父母一同居住的房屋（可能也有兄弟姊妹）是個人的家，因此會涉入較多的情緒。最後，房屋會被視為一種具有保護的原型感覺的表達，而它是來自提供保護、照顧與滋養的原型母親。

　　兒童第一次經驗到被保護與包圍的感覺是還在子宮的時期，子宮是第一個提供兒童保護、滋養與溫暖的「家」。子宮是我們第一個家，而迂迴的陰道口則是我們的第一個入口與出口。房屋也是可以進進出出的地方，而當我們在房屋裡時會被保護著。從房屋繪畫的發展過程中，我們看見大多數的小孩在最早的時候常會畫出有圓形屋頂的房屋；之後，他們會畫出有三邊屋頂的方形房屋；在更晚的階段，門、窗戶與煙囪會增加上去，而成為最重要的細節。

　　心理學家賈桂琳・蘿兒（Jacqueline le Royer）從她大量此類主題的研究中發展了「畫房屋測驗」（Draw-A-House）；她歸納出畫房屋與周遭環境的重要意涵。她指出房屋是「包圍住我們的各種不同外殼：正如母親的懷裡、身體、家庭、文化以及宇宙等」。露絲・安曼（Ruth Amman）是一位心理治療師（同時是訓練有素的設計師），也是榮格協會的講師，她在其所著的《夢想的家》（*Traumbild Haus*）一書中，將房子描述為「**靈魂的住所**」（Lebens-räume der

---

譯註18　羅達・凱洛格先蒐集世界許多地區兒童的繪畫之後，再從中分析兒童繪畫的線條與繪畫形式，最後歸納出兒童的繪畫發展特性。

Seele），也就是一個心靈居住的空間。房屋是兒童與他或她的父親與母親住在一起的地方。房子象徵著特定的氣氛格局。在兒童自己的家裡，他發現保護、滋養與平和，因為住在那裡的人是愛他的。最糟糕的狀況是，房屋讓兒童感到冷漠與不穩固，並且讓兒童感覺那裡是一個不歡迎自己的場所。

房屋的牆壁構成裡面與外面的界限。房屋的通道就像是身體的通道：門類似嘴巴，而窗戶看起來像眼睛或耳朵。門與窗戶時常讓房屋產生臉部的表情。

1. 圓形的房屋

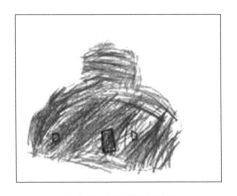

五歲大男孩所畫的圖

如果兒童繪畫出一間圓形的房屋，這房屋被視為是在母親身體裡的胎兒期階段的象徵。我們時常在遠古人類的生活中發現圓形的房屋、茅草屋或（印第安人的）帳棚，而且這些圓形的房屋通常建築在圓圈的中間，就像早期的城市是從中心點向外建造起高大的城牆，以保護城市免於受到外面世界的侵擾一樣。人們在這些圓形的社區裡獲得被保護的感覺。兒童最早有被保護的經驗是他或她與母親連結在一起，並且被母親包容的時候。兒童尚未創造出他或她自己的位置。

在治療性的介入中，「涵容」（containing）一詞時常被使用在治療師是否想要保護兒童（個案或病患）免於受到外在世界的影響。在兒童（個案或病患）能夠因應外在世界的真實情境前，他們仍然必須成長，並且變得更獨立自主。

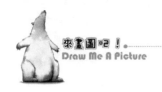

2. 方形的房屋

有三邊屋頂的方形房屋是最為人所熟知的房屋繪畫。

容格學派分析師英格里德‧力德指出方形所提供的保護形式的象徵性。方形房屋時常有較多個人的特質，下面將會進行更詳細的討論。

當房屋有屋頂的時候是很安全的。傾斜的或三邊屋頂的房屋出現在所有兒童的繪畫之中，即使是在那些房屋沒有此類屋頂的國家的兒童繪畫中也會發現。這是因為三角形具有象徵的意涵。兒童不只會在房屋的頂端畫上傾斜的屋頂，**也會在方形的頂端畫上三角形**。方形是保護、界限與穩定的象徵，而三角形則是介於父親、母親與兒童之間三向溝通的象徵。它們代表孩提時期一起居住的重要心理經驗。

在屋頂（三角形）的許多活動會指出在三向關係上的問題。時常有臉部表情的房屋也與屋頂有關。屋頂被視為是頭部上面的部分，也就是形成智力、思考、記憶與作夢的大腦。在屋頂的許多細節引起頭部的許多活動，可能是由於父母之間的問題迫使兒童記住一些事情，因為情況是他們難以理解的。

3. 房屋的細節

房屋的牆壁提供支持與穩定感，它們區隔出裡面與外面的世界。牆壁裡面不但有居住者的祕密、財產、歡樂時光、性與親切感，也有衝突與爭吵。牆壁使居住者免於來自外在的威脅。內在與外在世界的感覺可以在真正的房屋裡經驗到，也會在房屋的繪畫中被描繪出來。表達出這樣的感覺可以刺激尚未察覺到的心靈的感覺（內在的主觀世界）與心理的外在世界（行為）。

房屋的**窗戶**讓它的居住者能夠看到外面，也使外面能夠看到裡面。窗簾被畫出來或打開著，而且窗簾會增添房屋內部的安全感與親密感。窗戶告訴我們某事可能正在房屋裡面發生。當窗戶是明亮的時候，比較容易看見房屋內部正在發生什麼事情。橫檻時常被安裝在窗戶上使窗戶更加牢固，並且防止外力入侵屋內（例如：以情緒世界裡的某種情緒入侵）。

圓形的窗戶時常出現在兒童的繪畫之中，即使這類窗戶很少出現在真實的

房屋中。這些圓形的窗戶時常像眼睛。這可能是因為兒童還不能畫出方形，但方形與圓形的窗戶時常出現在同一張繪畫裡。圓形的窗戶可能也意味著「靈魂之窗」（soul window）；在許多文化之中，圓形的窗戶被認為是已故居住者的靈魂離開房子的通道，我們因此認為圓形的窗戶是房屋的靈魂。靈魂、內在世界與自性以「某種圓形的事物」的象徵性語言表達出來，事實上我們可以說每間房屋都有它自己的內在世界。在接下來呈現的房屋繪畫中，我們會發現圓形的窗戶，上述有關房屋的觀點可以被適當的證明。

房屋的**前門**是非常重要的，因為它是房屋從私密處過渡到外在世界的地方。前門是人們可以來回進出的通道。假如一間房屋沒有門，在接觸上將會有困難。

假如有熱氣在房屋的上面，房屋是溫暖的，然而，熱氣必須是不會有危險的**煙霧和濃煙**。烹飪時有蒸氣，意謂著內在的需求被照顧到。如果房屋內是溫暖的、有食物的，會有煙從煙囪排出。煙霧也意謂著兒童能夠藉由「排出氣體」來表達他自己，並展現自己對外在世界的內在感覺。

4. 房屋的周遭環境

檢視房屋的周遭環境，我們可以看見是否有玩耍的地方、是否有通往房屋的道路與外在世界接觸。周遭環境告訴我們外在世界如何被經驗、是白天或晚上，或者是什麼天氣。大多數的兒童會在他們的房屋繪畫中畫上太陽、雲朵、月亮、星星等等，他們也會畫出代表關係的元素，像是柵欄、小路、人、動物、汽車與道路。

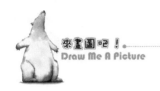
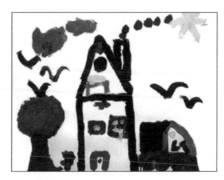

有樹、汽車、雲朵與小鳥的房屋（八歲大男孩所畫的圖）

　　如果**出現陽光，外在世界**是溫暖與明亮的。太陽時常被畫上臉部表情，像是微笑、看似生氣、戴墨鏡、有牙齒等等。學步兒與學齡前兒童最早創作的太陽是以太陽光線的繪畫方式呈現，並且不會有臉部，但是這些太陽光線象徵著來自外在世界的保護感覺。當臉部表情被畫到太陽上面，意謂著關於這類的保護感覺有愈來愈多的分化。

　　兒童將天體擬人化是停留在先前描述到的奇幻階段，在此階段的兒童會將自然現象賦予人類的特質；幼小的兒童會說太陽累了、月亮要去睡覺了等等，這可以與我們的祖先經驗到具有神聖特質的自然世界相比擬。

　　太陽表達著溫暖與安全，就像兒童從那些會引起行動與提供光線及溫暖的原型父親身上所經驗到的一樣。太陽的表情顯現出兒童如何經驗到這個原型父親的角色。愉快地閃耀著光芒的微笑太陽賦予繪畫正向的光環；看起來黑暗的太陽（戴著太陽眼鏡）可能意謂著它看起來是嚴苛或憤怒的；嘲諷的太陽（有牙齒的）可能意謂著嘴巴是具有攻擊性的（用話語）。兒童有時候會把太陽塗上黑色，使得太陽變得負向，或者變得有些陰沉與壓迫。

　　擬人化的太陽是一種原型父親的形象表達，這個形象通曉每件事物，是全能的、主動的與形成道德感的人。原型的父親象徵著活化力量的角色。在現代的家庭中，這個角色可能是取決於代表個人的父親或母親，但因為這個父親的原型是集體的原始感覺，因此太陽象徵著社會、學校、朋友、教堂、神等等。

　　大多數的小孩會在太陽上面畫上不同的面部表情，就像他們有時候經驗到

的生活（或他們與父母的關係）是開心的，但在其他時候卻是嚴苛或危險的；
這端視在扶養兒童時所產生的正常挫折而定。如果太陽時常或大多總是有著負
向的表情，我們可以試著弄清楚兒童是否在他或她的日常生活中，經驗到太多
負向的感覺。這些負向的標誌不應該被視為是錯誤的，反而應該將其視為兒童
表達他們自己的健康管道。如果我們覺察到象徵的意義，我們可以追蹤兒童的
發展而做出適當的反應，例如：提供鼓勵、力量或安慰，使兒童明白他或她是
被理解的，並且有人會提供他們協助。

　　兒童很快地會在天空畫上**雲朵**，這意謂著兒童感覺到他身旁的氣氛，並且
想要讓這個氣氛被看見。兒童會將雲朵著上淺藍色或畫上陰暗的烏雲，這是顯
示房屋周圍氣氛的跡象。我們也可以檢視雲朵與房屋或人之間的關聯性。雲朵
也意謂著有空氣可以呼吸。濃密的烏雲會覆蓋在房屋或人的上空；我們可以試
著尋找兒童在此刻生活中的烏雲是什麼。

　　房屋的周圍有像草坪、樹、花朵與農作物等**植物**嗎？植物對生存而言是很
重要的；這意謂著在房屋裡頭或周圍是否有自然的成分。如果有草坪與樹木，
也會有水（只是沒有被畫出來）。學步兒與學齡前兒童通常在畫房屋之前會先
開始畫草坪、花朵與動物，因為兒童在接觸植物／動物期間的最初的自然環境
是最重要的 [參考諾伊曼（Neumann）]。在較晚的時期，也就是當人類與外在
世界（集體的）逐漸變得重要的時候，房屋才會被畫出來。

　　房屋的周圍可能會有**柵欄、圍牆**等，這是房屋被標示為私有財產的跡象。
這類的圈圍符號意謂著兒童可能也標示出他們自己，或者把自己關起來了。一
間有高柵欄的房屋可能意謂著兒童是封閉家庭的一份子，也就是兒童被期望不
要與外在的世界有太多接觸。

　　大約從七歲開始，兒童愈來愈逼真地畫出他們家的房屋。他們通常用從屋
頂**鳥瞰的觀點**（bird's-eye point of view）來創作。我們也可以看見房屋的內部。
兒童發現繪畫中的每樣事物應該像是真實生活裡的樣子是重要的（根據團體的
標準），因此他們將房間畫得很精細，有家具與燈火，彷彿這些繪畫是 X 光的
繪畫。有些矛盾與不同的觀點是兒童從他人的觀點來觀察自己及周遭環境的一
種表達的練習。

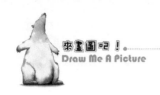

假如兒童在房屋的旁邊畫一個人（或一個人形），我們可以看出這個兒童與房屋間的關聯性。我們可能會看見在小孩的旁邊有間高大的房屋或是相反的狀況；這點出兒童在當時與成人之間的關係。根據蘿兒的觀點，這意謂著兒童已經在著手處理全能與順服的階段；也就是說，兒童感覺自己是控制著成人，或者感覺自己被成人所控制。在五歲與六歲間的固執（第二）階段，兒童會同時畫出這兩種情境，有時候他會感覺到比大人有更多的力量，因為他可以得到想要的東西；有時候他則會感到沒有權力，因為他無法得到他想要的。

兒童有時會在同一張繪畫中畫出兩間房屋。這時常在因為父母離婚，而父母兩人都各自有一間房子，因此需要輪流居住在兩間房屋的兒童的繪畫中出現。這樣的繪畫有時使我們能夠看見兒童如何經驗著這樣的情境，我們也可以看出這兩間房屋彼此間的差異。然而，繪畫始終是一個隨意的呈現。兒童可能和父母其中一方度過一個不愉快的週末，因此想要在這幅畫中表達出來。在其他時候，完全不同的兩間房屋也可能被畫出來。儘管這類的繪畫不是司法的證據，但它們卻是兒童想要表達自己在特定時期的特定感覺。我們不應該使用這些繪畫來對兒童設陷阱，否則他或她將無法或不再想繪畫了；但是我們可以試著解決任何已經存在的問題。

6.2 　學習觀察房屋的繪畫

🍎案例說明 1

下面是兩個不同的女孩所畫的房屋。

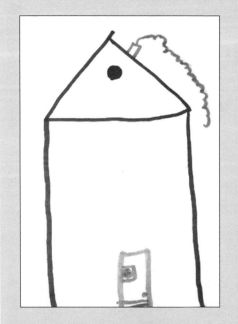

七歲大女孩所畫的圖

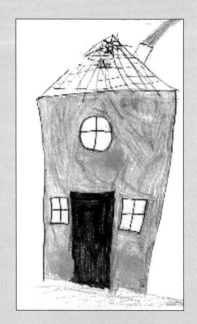

八歲大女孩所畫的圖

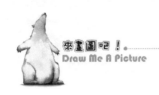
兩者有什麼差異？

左邊的房屋	右邊的房屋
畫在紙張最底下的邊緣，意謂著父母親的房屋仍然是非常重要的。	是較高的，而且在一條斜線上，意謂著與父母親的房屋有更多的距離。
房屋沒有著色，所以有一定程度的空曠與溫和。	房屋已經著上橘色，門著上紅色；是溫暖的與充滿活力的。
門有窗戶、鎖與門檻，所以接觸是被期待的，但可能會有困難。	門是又大又重的。如果你想要進入，可以從哪裡進去是很明顯的。
沒有窗戶。居住者不想要展現她的內心，也不想要讓任何人看見內部。	窗戶是大的，而且有牢固的十字形。你可以看見內部，而居住者可以看見外面。仍然有某種程度的（自我）保護。
在屋頂有靈魂之窗 — 一扇又圓又黑的窗戶。	在屋頂有一道靈魂之窗，這道窗戶是開放與受保護的。
三角形屋頂的線條是強烈與清楚的，這意謂著父親—母親—兒童三者之間有穩定的關係。屋頂除了有個黑色的窗戶之外，是很空洞的，這可能意謂著孤獨感。	三角形屋頂的線條是模糊不清與中斷的。屋瓦與兩個圓形的窗戶隱約可見。父親—母親—兒童三者之間的關係也許是模糊與混亂的，在這個關係裡有許多的行動，因此在心裡也有許多的活動。
煙囪排出來的煙是向下捲曲的，這表達出房屋裡的溫暖感，儘管它並不濃烈。	煙囪排放出來的煙向上瀰漫（超出紙張），這意謂著有穩定的方式獲得情感與溫暖。
房屋外部的牆壁是清楚與堅固的，這意謂著外在世界的影響不會輕易地滲入裡面，反之亦然。	房屋外部的牆壁被畫成中斷與模糊的，這意謂著內在的世界可能沒有充足的保護。

結論

　　畫左邊房屋的女孩是害羞的、內斂的與安靜的。她輕柔地說話，有時可能會默默地哭泣。她與其他的兒童有一些接觸。她不會表露她的情感。試著發現她或她的家庭是否有某些問題是有價值的。

　　畫右邊房屋的女孩是有自信的、忙碌的、外向的與有活力的。房屋明顯地展現出，在居住者的關係之間，有一些外向的行動，而給人有安全與保護的印象。

案例說明 2

　　一個九歲大的女孩，因為非常好動、很愛哭，而且脾氣暴躁，所以前來接受治療。在第一次的治療階段，她安靜地坐在桌子上，並且不想說太多話；她也不願意遊戲。事實上，她其實很想要做一些事，她說：「我下個禮拜不想要再來，因為我不想要這樣的幫助。」同時，她開始在一張「碰巧」被放置在桌子上的紙張上進行繪畫。她畫出下面的房屋。

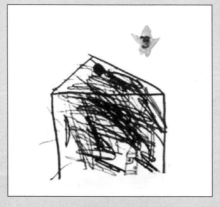

九歲大女孩所畫的圖

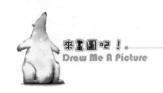

房屋的牆壁用暗紫色的麥克筆畫出來，而門則用粉紅色。在左邊有一個狹窄的窗戶被用黑色的線條畫出來，在屋頂則有一個紫色的圓形窗戶。她也在房屋的各個地方亂塗上黑色、紅色、黃色與綠色的線條。房屋不再在那裡（或房屋必須消失），而她在房屋的各處沒有限制的亂畫。房屋沒有邊界，因為她繪畫中的線條沒有停留在內部（就像兒童最早創作的無邊界繪畫一樣）。這種塗鴉是房屋裡創傷事件的徵兆，或者它們可能意謂著情緒暴躁。真實的房屋、住家的環境與原型的房屋已經損壞；也就是說，兒童對於安全與保護的感覺已經損毀了。在天空中有一個具有黑色眼睛及眉毛的黃色月亮，但是它看起來比較像一顆星星；它可能是夜晚或黑暗，但是一顆「像太陽般的星星」（sunny star）的存在，可能暗示著外在世界的光明面。星星是用來照亮與指點方向的事物，所以也許有某人可以幫助這個兒童。有一道門被當作是進入房屋的通道，而且幸好是可以被看見的；這個兒童想要而且也可以受到幫助。

這個女孩依然接受治療，而且有可能與她的父母親談論她在家庭情境中的狀況。父母親的婚姻生活面臨瓶頸，而且父母親都想要找一些時間去接受諮商。在這樣的情境中，父母親必須尋求協助，否則這個兒童無法得到協助。最糟的狀況是，這個兒童只能因受幫助而變得更堅強，以便她能夠忍受這樣的家庭情境。

6.3　樹的象徵

另一種普遍性的繪畫例子是樹的繪畫。如果某個兒童繪畫出一間房屋，他或她通常也可以畫出一棵樹。房屋與樹兩者都象徵著原型的感覺。最初樹的繪畫時常像一隻手，有著向左、右邊分岔的挺直的軀幹，也有一些短的線條用來當作樹葉。

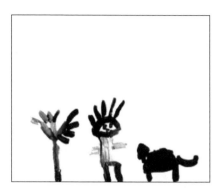

樹、人、狗（五歲大男孩所畫的圖）

　　卡爾‧考克（Karl Koch）是因為發展樹的測驗而聞名的學者。考克藉由檢視兒童與成人雙方所創作的樹的繪畫之後，描繪出關於繪畫者的生活與性格發展的重要論點。吉澤拉‧薛米兒（Gisela Schmeer）已經研究出樹的繪畫的治療性效果，她並在她的書中《有療癒效果的樹木》（*Heilende Bäume*）以實例說明她對樹的繪畫的詮釋。她以實例說明，樹的繪畫時常顯現出繪畫者的某些生活態度（被迫的、開放的、自由的、隱藏的、發育不良的、空虛的、不成熟的、不均衡的等等）。在英格里德‧力德（Ingrid Riedel）所著作的《治療的基礎》（*Maltherapie*）一書中，有一個令人印象深刻的例子；其描述到厭食症患者在自己的繪畫中將自己視為一棵空洞與虛弱的樹（第 84 頁）。一般認為，樹的繪畫告訴我們繪畫者對於自己的某種感覺。藉由檢視繪畫者所創作的樹的形式，我們可以推論關於繪畫者的過去、現在與未來，以及進一步發展的可能性。

　　樹時常是生命的象徵 —— 一個不被人們想到但是卻自然地存在於人類身上的象徵。這是源自於當早期的人類／我們靈長類的祖先在原始的森林中遇到危險時，能夠藉由爬樹逃離危險。原始的本能引導學步兒在遇到危險的威脅時，「攀爬」到他或她母親的手臂。這類的樹可能是人類歷史上最古老的生活與殘留下來的象徵之一。有樹幹以及樹枝是朝各個方向分散的樹，象徵著成長是可能的，並且以家庭樹的形式象徵著一個家庭後代子孫的繁衍。

　　在古老的信仰與象徵性的圖案中，樹是生命之樹。在聖經中有善惡之樹；北美洲的印第安原住民會使用樹當作是一種具有醫藥力量的圖騰；在北歐有五

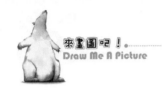

朔節花柱，也就是人們會圍繞著樹木跳舞以慶祝春天再次降臨的傳統。還有一個普遍的習俗是在冬天的黑夜中，將聖誕樹佈置上燈火以作為希望的象徵。樹是果實的來源，因此對人們是很重要的。樹提供它的木頭以建造房屋或木船。樹可以燃燒以提供溫暖與烹煮食物的可能性。樹時常用來當作是權力的範例以及生命的意涵，有部分原因是它在樹幹的年輪上顯示它的年齡。因此，樹這麼常被用來當作是人類生命演進的代表一點都不令人感到驚訝。

　　許多心理測驗已經發現，樹被畫出來的方式與個人對生活的態度兩者之間具有一致性。但這只是一些跡象與模糊的觀念，並沒有詳細的分析與公正的證據支持現在與過去發生的事件是有關聯的。那是因為潛意識與未知的因素在當中時常扮演重要的角色（用象徵的表達），因此我們還無法看見，也還不知道兩者之間的關聯性。

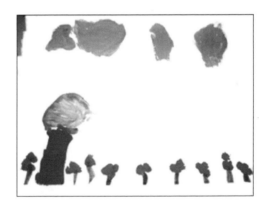

樹、花朵、雲（七歲大男孩所畫的圖）

　　樹既是保護的象徵，也是生命的象徵。原型的樹是普遍的、自然的、人類獨特的力量、照顧的、滋養的與保護的，是每個個體都需要的。一幅樹的繪畫告訴我們這種原型力量的程度有多少、是否存在於兒童身上。兒童也會畫「希望之樹」（tree of wishes），因此這類的繪畫能夠具有補償性。兒童告訴我們他需要什麼，在某種程度上自己給予自己需要的東西。

　　如果兒童在一間房屋、一個人物，或是一朵花的旁邊畫上一棵樹，這棵樹

時常與兒童和他或她的母親、或是與母性的保護有所關聯。大約在兒童七歲左右，我們會看見樹逐漸朝向紙張的邊界移動，這意謂著在生命的這個階段，母親的存在比較不是那麼重要了。

1. 樹幹

我們不需要成為一個偵探去看所有兒童在其樹的繪畫中所強調的樹幹長度。樹葉的頂端在比例上是小的。我們可以由此假設兒童畫樹時所強調的成長高度就像是他自己的化身。兒童會成長到十六至十八歲左右；接著是成熟與盛開，這也可能會被視為是早熟的結果。

我們可能會比較樹幹的長度與兒童實際的年齡。我們有時候會在樹幹中看到傷口，令人驚訝的是當兒童經驗到像是分離、搬家等創傷經驗時，可能會在繪畫的樹幹中看見異常之處或傷口。

樹幹的結構也代表著與母親的生理接觸（樹是母親的象徵，正如先前所描述的，當兒童想要尋求保護時，他或她會攀爬上去）。樹幹有不同心理層面的意涵，而我們可以試著發現這些層面之間是否有關聯存在。舉例來說，有洞口或傷口的平滑樹幹是難以抓牢與攀爬上去的；相反地，有許多結構的粗糙樹幹，即使上面有一些傷口，仍然提供抓牢的機會。

2. 樹根

在樹的自然結構中，一棵健康的樹需要有一個完整的根部系統。心理的與治療性的經驗已經顯示，在繪畫中出現的樹根，和生命的起源一樣，是兒童在早期的童年中感到力量、支撐與安全的呈現（指標）。樹根吸收來自大地的養分，而且樹根支撐著樹。大約從四歲或五歲開始，兒童能夠在繪畫中畫出樹根，並且注意到樹根。藉由檢視這些樹根，我們有時候可以看見兒童在他或她的情緒生活中，獲得（或需要）何種（心理上的）滋養。

3. 動物

動物有時候會被畫在樹上或被畫在樹的附近。動物在樹上表示某種慾望與

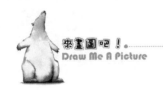
期待的本能。例如小鳥在鳥巢裡意謂著鳥蛋已經被生出來，因而需要被孵化，也可能意謂著小鳥想要離開鳥巢。兒童有時候會畫一隻動物靠近一棵樹。這類動物的象徵性意涵代表著兒童某方面的生活，通常也代表他或她的性格。例如一隻馬，牠是象徵有幫助的；例如一隻獅子，其象徵卻是有危險的。在樹幹上有一個洞可能意謂著在兒童特定的階段中（成長期間）失去了保護，因此他或她需要一個舒適的窩或洞穴。

4. 果實

一些樹上會生長出一些果實，像是蘋果。如果兒童在樹上或樹的附近畫出果實，這時常意味著在兒童某個情境生活中是「正在開花結果的」（bearing fruit）。這在兒童的發展中具有正向積極的象徵。

6.4　學習觀察樹的繪畫

在樹的繪畫中，我們可以檢視各個部分，像是樹根、樹幹、樹枝、樹葉與周遭的環境。此外，我們也必須記住兒童如何在特定的年紀畫出一棵樹，因為就像人物的繪畫一樣，樹的繪畫形式與細節會依照發展心理學模式而形成，既是認知的（知道樹看起來像什麼），也是情緒的（樹是特定感覺的象徵）。

🍎 案例說明 1

　　一個七歲女孩搬到其他城市已經有兩年的時間,她經歷了一個挫敗的時期。

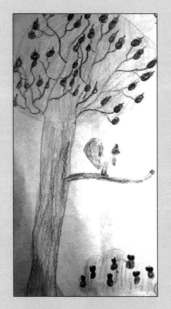

七歲大女孩所畫的圖

　　在這裡我們看見一棵樹有綠葉、許多樹枝、(紅色的)蘋果、粗糙的褐色樹幹與健壯的樹根。七顆蘋果放在地面;一隻松鼠坐在樹枝上,試圖跳到右邊;樹幹、樹葉與蘋果依照比例畫出來,但是松鼠坐著的樹枝並沒有與這棵樹的其他部位相稱。樹幹與樹根代表健康的基礎與發展;這幅繪畫看起來在生理與心理層面有很好的平衡。樹枝突然從右邊消失,可能暗示著最近有非預期的改變。這個小女孩在搬家的期間可能有孤獨感與被遺棄感,這些感覺藉由松鼠被暗示出來。松鼠通常是害羞的動物,可以自給自足,但是在與人類接觸上是有困難的。但是松鼠也是媒介者(介於空中與地面之間),因為它可以快速地爬上爬下。在許多案例中,松鼠可能代表著兒童在與他人接觸上有困難的感覺,也代

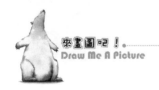
表著兒童感覺他或她自己彷彿是在天堂與地面（或地獄）之間漂浮的感覺。繪畫動物（或與動物遊戲）代表著此類的感覺，可以幫助兒童處理這些情緒。松鼠是兒童的朋友。畫中有正向積極的態度（藉由果實的象徵表現出來）。

🍎 案例說明 2

　　一個十一歲的女孩在經歷挫敗的時期之後畫出這棵樹。在三歲時，她被安置到寄養家庭。寄養家庭的父母後來離婚了，而且在過去一年，她已經住到一個新的家庭中。

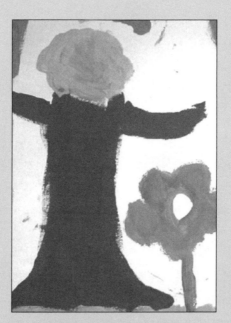

十一歲大女孩所畫的圖

　　這是一個樹被畫得好像人的例子。它可能也是一個穿著長袖的女人。樹與花朵之間似乎有一個關係存在。樹是褐色的、有綠葉的，而花朵則是紅色與黃色的。這棵樹可能做出擁抱的姿勢，但它也可能正要走開；只有創作這幅繪畫

的兒童知道正確的答案是什麼。但兒童也可能會說：「它只是一棵樹。」答案（或意涵）有時候是沒有被意識到的，我們最好不要用我們的詮釋去詢問兒童任何深入的問題，或去面質兒童（用治療的行話來說就是要提供「涵容」的情境）。繪畫中的花朵長得很高是一個有希望的象徵。

　　這是一個七歲大的男孩所畫的一棵樹。

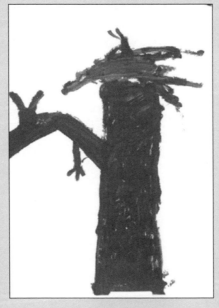

七歲大男孩所畫的圖

　　樹的左邊有斷掉的樹枝，如同吊掛著的樹枝一樣。好像有一隻小白兔坐在樹枝上。樹幹是健壯的。樹葉的大小與這個男孩的年紀所能畫的一致；但是這裡有些奇怪，因為大多數的兒童會畫一個圓形花冠當作葉子。觀察這棵樹，你可能會想為什麼在左邊會有一個如此引人注意的損傷。左邊意謂著過去的、下

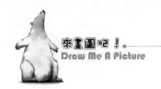

意識的與情緒的（可以參考本書第九章中關於空間的討論部分）。這類不平衡的樹可能意謂著創傷、崩潰，或者在兒童的情緒生活中至少是一個傷痛。一棵此類的樹需要被關心，因為可能有某些問題存在。

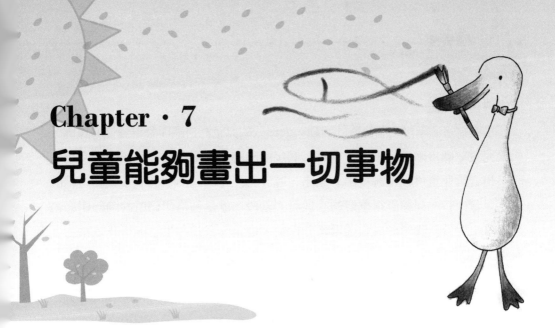

Chapter・7
兒童能夠畫出一切事物

7.1　潛伏期（七到十歲）

　　大約在七歲時，兒童會進入潛伏期。「潛伏」一詞是指「安靜」或「隱藏」的意思，被用來指不會有許多新的發展發生的階段，其不同於潛伏期先前的年齡和之後尚未到來的青春期，但潛伏期仍然有可能使兒童感受到驚恐。他們會嘗試去為每一件事情找出解釋，他們不會再把每一件事情視為理所當然。

　　當九歲的孩童被告知聖誕老公公不存在時，他們在心理上能夠接受這個訊息，並且視為是真實的。他們通常會有許多的懷疑，而事實也會幫助他們確認有些事情並非完全正確。學齡期的兒童會想要回答問題，也會想要知道這個世界是如何運作的。什麼是電？雨從哪裡來？我會死嗎？兒童似乎想要嘗試對自己周遭的世界獲得更多理解，而且兒童所偏好的行程表、事情的順序和規則都應該視為是一種尋找和保持新的平衡的方式。兒童心理的下意識已經從天真的天堂中消除，也透過智力發現新的順序。發現事物自然的順序也會使兒童同步發現自己的本質。

　　十歲兒童能夠區分出幻想與現實的不同。兒童天生的能力會逐漸發展出來，並在之後的發展過程中使用。現實的原則是明顯的。身體是成比例的，此部分可以在兒童的圖畫中看見。兒童在這個階段能夠處理嬰兒或兒童早期所造成的

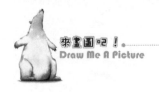
衝突或創傷經驗。

　　畫圖在這個階段是個愉快的活動，大部分的兒童能自願而且自發性的畫圖。如果兒童把圖畫贈送給別人，這是一個接觸的跡象。很重要的是正確的回應，而不是告訴兒童這幅畫哪裡出了差錯，或許可以藉由詢問他們而多談論這幅圖畫。兒童此時已經經歷很重要的心理發展階段，就是佛洛伊德所談論的伊底帕斯階段。對於自我的形成會透過區分性別，像是「我是男生」或「我是女生」而更加穩固。

7.2　X 光線的繪畫

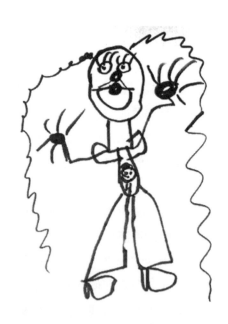

嬰兒在媽媽的腹中（八歲女孩畫的圖）

　　七歲或八歲的兒童會畫出他們所知道的東西。他們畫出嬰兒在媽媽的子宮裡面，屋子的窗戶裡面畫了椅子和檯燈，而禮物也明顯地畫在包裝紙內。這是一個兒童保持在想要學習和嘗試發現事物背後隱藏意涵的階段。他們會想要知

道這個世界是如何運作的，並且會詢問相關的問題。在智力上，兒童處於「幻想式的期待」（fantasizing anticipation）[皮亞傑（Piaget）所提出]或「邏輯的真實性」（logical realism）[魯達特（Luquet）所提出]的階段。儘管眼前看不到，但他們能夠想像有東西在物體的後面，就像是杯柄在杯子的後面一樣。兒童能夠畫出他們所知道的，而不是他們所看見的。他們所認知的現實是智力上的，而不是視覺上的。

7.3 繪畫伴隨著故事

兒童會在圖畫中實驗一些觀點，我們因而能夠在同一幅圖畫中看到不同的觀點（舉例而言，就像是看著眼前的事物與人物的景象一樣）。這意謂著兒童對於環繞在他們周遭的世界尚未有清楚的印象，所以有各種不同或是對立的觀點都是可能的。

在藝術的歷史中，我們可以發現學齡孩童的圖畫有相似性。在中世紀的繪畫藝術中，一般都畫在物體上面，而不是隨意的畫在油畫布上。在「摩西與燃燒的矮樹灌」（Moses and the Burning Bush）[尼可拉斯‧佛門特（Nicolas Froment）在 1457 年創作]畫中，圖畫的上方是一座森林，聖母瑪莉亞（Madonna）和聖嬰（Child）坐在森林的樹梢上，下方有一個男人、天使和一群綿羊，以及通往城鎮的道路。同樣地，介於七到十歲的兒童能夠「敘說」他們的圖畫。這個故事的敘說遍及整張圖畫。

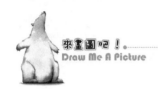

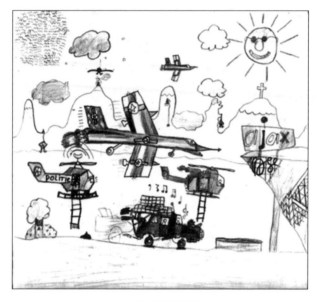

十歲男孩畫的圖

上圖所敘說的故事：

> 　　有一台裝著繩梯和擔架的警用直昇機，另外一台直昇機也掛著繩梯朝
> 向下方的運輸車。這輛車上的無線電廣播非常大聲。這輛車剛開始是一台
> 拖車，但現在不是了（被擦掉了）。人們坐在車子裡面。噴射機在他們的
> 上方飛行，並且製造出相當大的噪音。有另外一架飛機在山的上方飛行。
> 一個男人正在爬山，他持續地往下並緊抓住繩子。另一個男人在其他山上
> 對著大鳥呼叫。有雪覆蓋在山上，有十字架在右側的山頂上。陽光十分強
> 烈，使得太陽必須戴著太陽眼鏡。亞捷克斯（Ajax）是我的足球俱樂部。
> 一大群鳥兒在左側飛翔。

　　這個故事的場景可能來自於夢。圖畫包含大量的象徵，象徵的意義能夠寫
滿一本書。我們談論個案作品中關於圖畫的配置部分，我們必須回到將在第九
章討論的象徵性內容。而圖畫顯示出在這個年紀的兒童所能做出的敘說性圖畫。

就我們對藝術史的了解來看，現今所熟知的觀點是過去約在十五世紀時被發現；這與智力上的發展和自然科學知識的進步是一致的。人們的看法必定與他們對周遭事物的觀察一致，而他們開始從不同的觀點來看待周遭的事物；這就好像兒童不斷重複藝術發展的歷史。兒童剛開始的繪畫會處在象徵和神話階段（象徵性的宗教圖畫），接著會加入人物、動物、樹、房屋和周遭的事物（圖畫中的風景、建築和城鎮），最後的繪畫則是根據現實（發現的觀點）。兒童的繪畫能夠到達最後的階段，表示兒童已經能夠跟得上目前的狀況。

7.4 卡通和嬉戲（trick）的繪畫

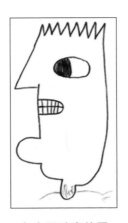

九歲男孩畫的圖

🍎 **敘述**：一個數字 4 以及一個倒過來的數字 5

介於七到十歲的兒童，繪畫的內容時常會模仿一些對象或卡通人物。他們這樣做不是想要炫耀，而是想去創作簡單又漂亮的圖畫。模仿的圖畫也代表兒童想要控制當前的狀態。模仿是屬於這個階段的發展，兒童此時也在學校、戶外、運動和遊戲中，從他人的身上學習標準和價值規範。我們可以看到兒童在與他人遊戲時（像是彈珠或是大富翁）遵守複雜的規則。彈珠遊戲的背後價值和進行方式，有時類似我們稅金體制的複雜規則！兒童從他人身上學習事情應

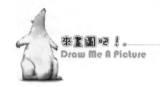
該如何完成，而大人很難發現這些規則究竟是如何形成的。但是兒童能夠去遵守並同意這些規則，因為輸贏的判斷是根據這些遊戲的規則。

7.5 自發性的繪畫

雖然兒童在這個階段的自發性繪畫有時會受限於他們的能力，但他們通常都能夠做到。兒童能夠將幻想和現實和諧的結合在一起。很重要的是不要設定關於圖應該要怎麼繪畫的規則。這是了解兒童的藝術天分很有用的方式，而他們的自我批評通常也不至於發展到足以讓他們停止畫出他們心裡面的事物。兒童會在他們的圖畫中增加更多的細節，像是太陽、草地、鳥和雲等。兒童對於外在的世界能夠有良好的覺察，也能夠描繪出他們周遭的事物。

7.6 彩虹

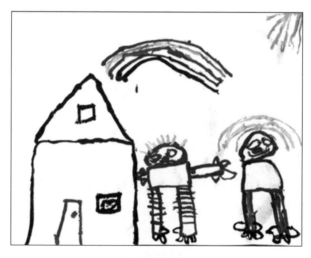

七歲男孩畫的圖

兒童通常會在人們或是房屋的上方畫出色彩豐富的彩虹或是某種雨傘。彩虹出現在下過雨、太陽再次出來的時候。在神話和宗教故事中都會提到這樣的自然現象；彩虹代表著上帝與人類間的和諧。其他神話和故事提到以彩虹作為結尾 —— 這可以視為是希望的標誌。如果兒童畫一道彩虹，可能意謂著有些事物必須要被保護或是需要被調和。畫彩虹也可能顯示在兒童生活周遭有些悲傷的事件，而兒童期望之後能夠有較好的事情發生。

7.7　創傷事件

學齡兒童可能畫出創傷的經驗，透過兒童的圖畫可以顯示出那些可怕到難以想像的創傷事件。兒童有時也會有故事要敘說。如果創傷事件能夠描繪出來，創傷事件所造成的害怕情緒就能夠稍微被控制。此外，兒童能夠與他人分享自己的感覺 —— 他們也算是一種形式上的目擊者，因而不再感到如此孤單。成人能透過激發兒童創造性的表達來協助處在困境中的兒童。

在本書第 2 頁的第一張圖畫便是由一個來自美國的九歲男孩所創作的。恐怖份子以飛機攻擊雙子星大樓使得許多人從窗戶跳下，這一幕畫面已經在這個男孩心裡留下極深刻的印象。這些影像在電視上被重複播放了好幾天，甚至幾個禮拜。這些不斷重複的影像顯然是指出美國人必須對 911 事件做出妥協；以這種方式從創傷的經驗中重生，就是我們所熟知的心理治療的方式。

採取行動是兒童的天性。透過畫出遭受攻擊的圖畫，並不能夠解決兒童的害怕。使用表達（expression，ex＝出來，presse＝扔）的形式較有可能與外在世界分享害怕；當其出現在圖畫當中，可能的方式是和成人討論這幅圖畫：「是的，那就是像這樣，挺可怕的。」

在布拉格（Prague）（鄰近猶太人的墓地）有著非常知名的圖畫展示，這些圖畫是由曾經被囚禁在特瑞新（Theresienstadt）集中營的猶太兒童所創作的。這些圖畫不只表達出日常生活的痛苦，同時也表達出一些兒童對於自己未來命運和目標所感到的勇氣與希望；害怕士兵以及他們生活周遭所見的一切都被生動地描繪出來。圖畫以及詩歌皆倖存下來，且已經收錄在漢娜・瓦茨拉夫科瓦

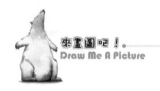
（Hana Valavkova）所出版的《我從未見過的蝴蝶》（*I Never Saw Another Butterfly*）一書中。

很糟糕的是，即便到了今日，仍然有許多兒童經驗著戰亂的不幸與暴力。接下來的圖畫是由一位來自馬其頓（Macedonia）[前南斯拉夫（Yugoslavia）的戰區]的女孩在 1999 年所創作。一位新聞記者進駐到這個地方，目睹和經驗到這些恐怖事情的兒童給了他這些圖畫。這些圖畫和畫中的故事已經大篇幅地出版在《鹿特丹商務日報》（*NRC Handelsblad*）中。兒童能夠創作出如此敘述性的圖畫幾乎令人難以置信。有些圖畫提及希望未來會有更好的生活，這部分透過我們常在圖畫中看到蝴蝶的出現被表達出來；就如同我們所知道的，蝴蝶是一個象徵性的隱喻，代表著轉化與改變。毛毛蟲變成蝴蝶，而蝴蝶產卵之後，卵又會孵化成為毛毛蟲。

「聯合國戰地兒童公益組織」（War Child）是一個致力服務經歷戰亂的兒童的組織，多年來已經在世界各地為兒童安排許多計畫。像音樂、戲劇、繪畫和運動等創造性治療都曾有效地幫助兒童處理他們對於戰爭的記憶和創傷。創造性治療師也承接這個計畫的督導，並訓練當地的保育人員來協助兒童。

兒童畫出戰爭

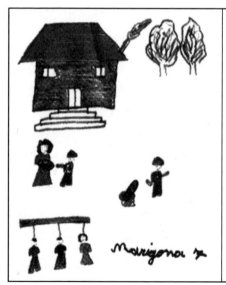

刊載於：
《鹿特丹商務日報》1999 年 4 月 24 日 [作者：希士班伊（Cees Banning）]
圖畫是由來自馬其頓的女孩瑪莉格娜（Marigona）在戰爭期間的創作。

故事原文：
這是我們的房子，非常的大。在房子的後面有鴿棚，裡面養著爸爸的鴿子。爸媽允許我去餵養牠們。爸爸贏得許多的獎品，因為他的鴿子飛得很快。有警察槍擊了一個嬰兒，因為嬰兒的父親射殺了警察。那位母親痛哭流涕。他們還殺了阿里潔（Azize）的鄰居，但是我不知道原因。

敘述和意涵

　　這幅畫是由來自戰區的女孩所創作（伴隨故事原文），不需要再多做進一步的解釋。圖畫主要是以橘色、紅色和綠色為主。圖畫中沒有太陽！房子是橘色，天花板是紅色，樓梯是綠色。人們穿著橘色、紅色、咖啡色或綠色的衣服。房子的眼睛是睜開的，還帶著害怕和生氣。背景的兩棵樹分別是綠色和橘色，這使得樹看起來好像是著火一般。

　　但是這些樹只是植物的一種形式，在圖的背後，或許呈現出保護和希望的形式。然而，綠色和橘色也是軍人的保護色。或許他們保護著這塊區域，並目睹了整個事件。

　　無論如何，兒童能夠看到所有的事情。如前所述，創作這幅圖畫能幫助兒童減少害怕。

7.8　團體覺察（group awareness）的時期

　　男孩與女孩在八到十二歲大時會退回自己的人際圈。在這個階段，認同的感覺表現在團體行為和團體遊戲中。男孩會透過激烈的競爭來展現自己，他們喜愛運動、戶外遊戲以及競賽遊戲。女孩傾向相互玩耍，並在室內遊戲；她們喜歡做手工藝、照顧娃娃與動物。一方面，男女的角色是由生理所決定的，但另外一方面，他們的行為決定他們解決問題的方式 —— 男孩使用暴力和行動，女孩則會思考情況且較偏社會性導向。雖然這似乎有些老套，但我們每天都能看到這樣的行為。

　　值得注意的是，這年紀的男孩和女孩明顯花費較多時間在自己的團體中。男孩會有祕密基地，有一間小屋子或是一棵樹，在那邊他們經歷一段刺激的冒險。女孩會有她們最好的朋友，她們會輕聲地相互講悄悄話。性別的差異在這個階段會更為明確。在西方的社會，男孩與女孩發現和發展自己所屬的性別特徵，部分要歸功於女性解放運動，使她們不必再被傳統的性別角色所束縛。最後，在青春期與之後的成人期，會更清楚友好與融洽的性別角色的範圍在哪裡。

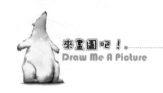

當然，並非每一個在這個年紀的男孩或女孩其行為都有很明顯的性別差異，有些女孩會像男孩一樣頑皮，有些男孩的動作像女孩。這樣的兒童會被男女生的團體所接受並不奇怪。一個人的性別特徵必須到青春期之後才會充分發展。在這稍早的階段，成人性別偏好還不會有太大的影響，因此如果能夠給予自由，兒童就能以遊戲的方式去經驗兩性的角色。

很重要的差異在於性別角色和性別所經驗到的內容，有很大部分是遺傳自百萬年前我們祖先的經驗和本能。這讓我們知道，現今的人們能夠意識到這些特徵，而且他們不再以本能行動，而是能夠為自己所做的行為負責。

團體劃分成男人和女人可以從演化的歷史上看到。在遠古的歷史中，女性和母親的角色最令人印象深刻。在遠古時期，男人和女人（雄性與雌性動物）是分開生活的。兒童（和幼小的動物）和他們的母親生活，直到他們離家或離開巢穴。就演化的說法來看，男人被賦予任務要從其他群體的家族中找尋女人。早期的男人被團體中的女人送走，其必須學習透過一起工作和搏鬥才能存活下來。

原始的男人看到女人生孩子，但是完全無法連接自己在此過程中的角色，結果女人被視為是具有所有權力和可怕的，因為她們能夠明顯掌握生和死的權力；這決定了女性和男性的角色。當男人外出打獵和保護他們的領土時，女性就照顧孩子和家庭，她們採集水果並在土地上耕種。男女族群皆在尋求彼此的支持，因為這是他們必須要完成的任務。

顯然地，男孩和女孩在各自的道路上仍然有些掙扎，想要鬆開母親對他們的束縛。在這個年紀，他們會尋求同儕的支持。團體在最初被視為敵軍，現在則變成最親密的友誼。

7.9　男孩的繪畫與女孩的繪畫

男孩在此年紀是活潑和不守秩序的，他們享受團體的運動和競賽。男性角色的特徵是探索與練習，這些「年輕的男人」必須向同年紀的男孩和女孩證明他們是勇敢的。探索（玩火）及去禁止進入的地方（特別是那些危險和被禁止的場所）都是他們最喜歡的活動。這個年紀的男孩常需要大人的監督和保護。

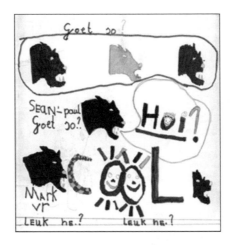

九歲男孩所畫的圖

　　在男孩們的圖畫中，我們通常可以發現男孩具有熱忱地畫出活潑的和刺激的冒險主題。一起參與一段冒險、去發現這個世界，並且面對所有的危險，這都是男性原型任務的象徵性表達。在許多神話故事和童話故事中，英雄為了贏得最終的寶藏，必須要與惡龍和怪物戰鬥。這些故事告訴我們：發展中的個人必須去奮鬥且從統治中解放自我，同時也必須學習不要害怕。在這個年紀，兒童小說、電視劇和電腦遊戲常常包含下列這些刺激和冒險的主題：一張神祕的藏寶圖、必須去面對的危險，以及被年輕偵探逮捕的壞人。

　　在這個年紀的女孩也會畫出特定的主題。在這個年紀，她們通常畫出在家裡或住家附近的社交情況。她們也會畫出動物（像是馬和貓）—— 是真的存在的動物，而她們也真的去照顧牠們、幫牠們刷毛和疼愛牠們。她們以這種方式練習養育和保護的女性原型任務。她們喜愛閱讀關於女性朋友和女性俱樂部的冒險、女孩和馬有獨特的友誼，或者馬救了某人性命的書籍。在許多童話故事中，馬引導年輕的女人（或男人）前往另一個國家或地方。他們往往會在路上遭遇困難，而馬通常知道如何帶路以及解決問題。

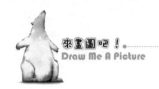
在神話中，馬被視為具有洞察力和潛藏的力量，例如帕格薩斯（Pegasus）譯註 19。在童話故事中，馬能夠幫助兒童到達他們的目的地 [格林童話的《養鵝女》（*The Goose Girl*）]。

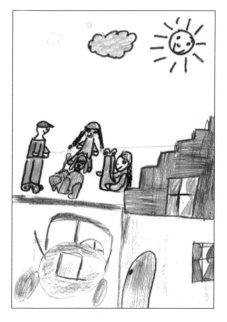

十歲女孩所畫的圖

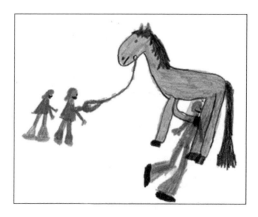

十歲女孩所畫的圖

7.10　畫船

男孩與女孩在這個年紀通常都會畫出小船、輪船、潛水艇或帆船；船代表啟航去發現一個未知的世界。

值得一提的是，女孩較常畫帆船（藉由風力來航行），而男孩則較常畫輪船或是潛水艇（涉及較多的機械動力）。

譯註 19　帕格薩斯是希臘女神繆司（Muses）所騎的一匹飛馬的名字。

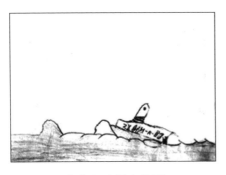

十歲男孩所畫的圖

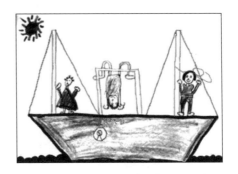

十歲女孩所畫的圖

　　男孩與女孩同時展現出他們正在自己的道路上探索這個世界。他們正在學習即將到來的青春期，為了成為一個自給自足的成人，到時他們會從父母身邊獨立，離開過去的童年時期。

　　透過船通往成人時期的旅程可以從古老的神話《奧德賽》（The Odyssey）中發現，裡面的英雄奧德賽斯（Odysseus）必須離開他心愛的潘娜洛普（Penelope），由風帶著他四處航行。奧德賽斯遭遇到了船難，在與他的愛人重聚之前，他必須積極地與困境搏鬥並且透過氣笛來加以脫身。就心理學上來說，這首史詩是在鼓勵一個人要禁得住苦難的考驗、克服恐懼，以及在命運中堅持自己信念的勇氣[參考伊娃‧西格（Eva Sigg）所著的《潘娜洛普與奧德賽斯》（Penelope und Odysseus）一書]。這也是一個人類發展中以原型力量和經驗為基礎的例子。在這個例子中的原型是探險家屢次自發地展現出自己是個真正的男子。

　　兒童會幻想一段遙遠的旅程，然後就像探險家發現一個新的世界一般，這時會連結到原型中的奧德賽斯；必須等待奧德賽斯從他的旅程中回來的兒童，這時會連結到原型的潘娜洛普，她必須等待時機並且經歷一連串成熟的歷程。當然並非每一個男孩都認同奧德賽斯，就如同並非每一個女孩都認同潘娜洛普一般。兩者原型的角色同時存在於男孩與女孩身上，因為他們同時擁有人類普遍共有的基本情感。某個孩子可能較受到奧德賽斯的吸引，而另一個人則較受到潘娜洛普的吸引。兒童對於不同性別原型的喜好可能是從兩者原型中相互學

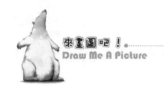
習而來。奧德賽斯和潘娜洛普代表人類共有的情感，到今日仍然適用，即是年輕人必須從母親身旁解放自我，然後去尋找屬於自己的世界。正如我們已經看到很多次了，原型內容和神話故事已經如此的現代化，以致於能夠被我們一再地訴說。

7.11　侵略在兒童畫中的呈現

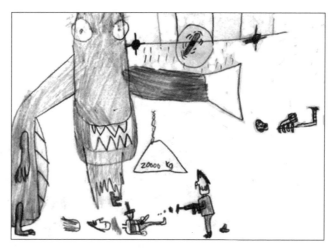

九歲男孩所畫的圖

　　侵略主題很明顯地會在這個年齡層的圖畫中出現，特別是男孩的圖畫。我們必須學習從兒童所處狀態的觀點看出這些圖畫中的意涵；舉例而言，兒童畫出人們在打架或有受害者和違法犯罪的人，可能描述出兒童自己所擁有的侵略感受，但也有可能是表達在家裡或在學校的吵架經驗。吵架、戰爭、受害者和違法犯罪者可能是兒童在表達對於侵略的害怕，而這些侵略主要是兒童看到成人世界的衝突以及電視和報紙對於暴力的報導。侵略在圖畫中也可以表達出兒童不能透過行為表達出來的憤怒，舉例來說，兒童在學校遭到嘲笑而退縮，會在圖畫中展現出兇殘的侵略，以此種方式表達兒童內在所感受到的憤怒。侵略性的圖畫是一個跡象，我們不應該太快速地做解釋。圖畫讓我們去覺察情況，而我們可以藉由說「我看到有人遇到麻煩了」或是「這個情況看起來非常危險」

來幫助兒童。然後兒童必須決定他或她是否想要去解釋侵略在圖畫中所代表的意涵為何。

　　圖畫中的真實性也可以從兒童的遊戲中來了解。如果兒童選擇玩戰爭遊戲，通常會被視為反映成人世界的戰爭狀態，而大人們有時會禁止兒童去玩此種類型的玩具。但要銘記於心的是：兒童的戰爭遊戲與成人世界中政治上的權力鬥爭所帶來的戰爭與暴力是無關的。如果禁止兒童在遊戲中打架或是扮演英雄的角色，他永遠無法有正當的理由去練習打架；兒童可以在打架的過程中經驗到兩部分 —— 他必須在正負之間做選擇。假如兒童在遊戲時攻擊其他兒童，可能是因為他感到無力或是害怕，比較好的處理方式是讓兒童去玩玩具士兵，如此能夠讓兒童學習選擇什麼是屬於正向的部分。這樣能夠讓兒童去區分出正向與負向的差異，同時也基於一個好的理由用他的侵略性去戰鬥，像是保護弱小、要求公平正義、變成頂尖的運動員，或是贏得獎狀。暴怒、害怕和生氣的感覺都不再等於是負面，兒童能透過玩遊戲的過程學習到這些感覺也可以導向良好與強壯的面向。兒童常被告知他們必須是有教養的，但卻也被期望經由奮鬥達成目標，這樣的衝突會使兒童感到困惑。比起只透過運動的方式來表達他們的侵略，兒童在遊戲中假裝打架或是開戰會是更好的方式。假如是因為我們害怕兒童模仿成人的世界，就用成人的價值標準去評定兒童，而禁止兒童在遊戲中表達內在的感覺，這樣我們將無法給予兒童透過公平的遊戲和規則去經驗正向奮鬥，以克服在未來可能遭遇到任何困難的機會。

　　當然，完全不同的是假如兒童扮演軍人或是謀殺犯，行為舉止相當具有侵略性，更違反了遊戲的規則。這些兒童可能未曾學習玩遊戲，應該幫助他們學習玩遊戲。問題不在於應該如何做，而是應該做[參考羅伯特・布萊（Robert Bly）所著的《鐵約翰：一本關於男性啟蒙的書》（*Iron John; A Book about Men*）]。

7.12　憂鬱在兒童畫中的呈現

　　當我們看到圖畫的內容中動作很少或沒有發生什麼事情，我們會馬上假定

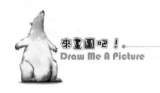
兒童一定非常安靜或甚至是憂鬱的；但是我們不應該如此快速地下評斷。安靜
或是空洞的圖畫可能反映出兒童空虛的感覺，但也可能是他們內在平靜的跡象。
也有可能是兒童畫出身處在嘈雜的世界中所需要的平靜，在這樣的案例中，圖
畫是表達出兒童希望的平靜和安靜。在觀看圖畫的時候，我們可以注意圖畫的
內容（舉例而言，在圖畫中只有少數的活動），但是我們必須去檢視這些內容
在兒童個體上所代表的意涵為何。我們應該慎防草率地做出評斷，也應將兒童
創作這幅圖畫時身處的個人環境納入考量。

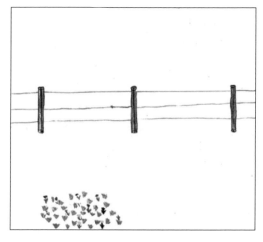

十歲男孩畫的圖

❦ 敘述

籬笆上有鐵絲並帶有刺。下方有著紅色和淺綠色的花。

❦ 意涵

這幅畫是由一位十歲男孩所創作的，它給人一種安靜並帶有些許不尋常的
印象。圖畫中確實有某種形式的侷限或封閉。在下方，綠色和紅色的小葉片是
希望和生命的跡象。畫中的籬笆雖然有帶刺的鐵絲，但眼前植物向上成長的早
春時節，是代表生命和希望的健康跡象。

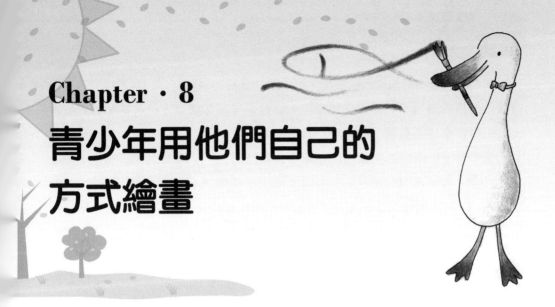

Chapter · 8
青少年用他們自己的
方式繪畫

　　青春期是從兒童轉變為成人的時期，有些兒童早在十歲開始便有所轉變，生理和心理成熟的過程開始扮演著重要的角色。兒童可能會有情緒上的混亂與焦躁。他們投射出對於自身的（身體的或智力的）批評到外在的世界，青少年通常會抱怨其他人很醜很笨，讓他們一點都不想去了解，或是他們認為嘗試和他人談話是在浪費時間 —— 特別是跟他們的父母。而青少年真正的想法是：「我很醜又很笨，我不了解自己，我也不知道如何和其他人溝通。」我們將看到那些由青少年所創作出的圖畫中表達出伴隨著他們發展而來的具體感受；青少年的特徵是困惑、孤獨、理想主義、浪漫與尋找自己的路。我們將看到療癒性的藝術表達呈現在青少年的團體中，這在他們逐漸可以覺察與成熟的過程中是必要的。透過各種非口語的方式來表達感覺 —— 像是音樂、舞蹈和其他形式的藝術表達，對於這個階段的青少年是非常必要的。

　　成人的任務是在這個重要的轉變階段中保護和引導青少年，對於他們轉變的儀式賦予意義，同時提供創造性的環境讓他們的儀式能夠安全發生，也給予青少年機會去表達他們富有創造性的感覺。

　　在這個階段，青少年將再次詢問他或她是誰？他或她是什麼？以及他或她

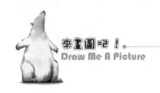
究竟想要如何去面對他或她的環境。青少年的任務是脫離父母的身邊獨立自主，這樣做的目的是為了變得獨立和成熟。當青少年更加獨立之後，在父母或監護人的眼中將會變得有所不同。

青少年發展階段的文獻已經在國際間廣泛討論。一個著名的研究是由派翠克・多蘭（Patrick H. Tolan）所作的《青少年的臨床研究與實務手冊》（*The Handbook of Clinical Research and Practice with Adolescents*），許多青少年的生物、認知、道德、社會心理與性心理的發展在手冊中皆有描述；相關的問題與處遇方法也在手冊的最後部分討論。這份研究說明青春期就像兒童期一般，青少年有普遍的經驗和發展；不過，兒童和青少年成長的時間、地點和環境當然會影響他們人格的發展。

在青春期階段，我們可以再次看到我們祖先與歷史演化的連結。同樣地，要不斷地努力讓自己變得獨立以及為自己的生活負責，而新世代一再循環的任務是不斷地創新。在這裡，我們也可以看見人們再次發現當前已經存在的一些事物：變得能夠覺察人類的狀態，因此人是被創造成能為自己的行動和行為承擔起責任。青少年必須離開兒童期，並參與成人的世界以經歷獨立的過程，而此過程可以比喻為出生的過程。青少年必須離開過去所習慣的理想狀態，離開這個世界並落入到寒冷和沒有保護的成人世界。母親（和父親）知道兒童必須離開他們，而兒童也知道他或她必須離開母親，就如同出生的時候一般。這個第二次的出生是自然和無可避免的，但這並不表示這個過程不會有痛苦或是危險存在。兒童必須離開父母親，否則他或她會逗留在兒童與成人之間，以及保持著夢幻、像孩子般或沒有責任感的人格。

父母能夠了解並同理這個青春期階段的發展。如果他們了解青少年行為背後的真實原因，家長就能夠支持他們的孩子。他們可能也曾經歷過相似的過程，即脫離父母親獨立自主；假如年輕的家長沒有或不能成功地經歷這個過程，他們的行為有可能表現得像青少年一樣，並會對真正的青少年感到相當困惑。家長必須了解他們得放手讓正值青春期的孩子成長。當他們的小孩不在乎一切，而且把每個人都看作是沒有價值時，他們也許會感到無力。他們不應該把這段暫時不好的親子關係視為個人的失敗，而應該視為孩子將要脫離家長獨立自主

的徵兆，因為發展的過程本來就應該是這個樣子的[參考科隆基朋浩爾（Kiepe-nheuer）所出版的《渡過橋樑：容格取向對青少年的觀點》（*Crossing the Bridge, A Jungian Approach to the Adolescence*）一書]。

然而，品行良好的青少年 —— 他們會服從父母並將其理想化 —— 有可能會壓縮到他們自我的發展。延遲發展的青少年總是經驗到較多的痛苦和掙扎。在青春期階段，心理的改變會發生在生理改變的期間。如果這些改變在青春期無法完全產生有效的影響，那麼青春期將會在之後的人生中再經驗一次；這就是何以家長會詢問青少年和自己究竟是什麼造成發展停滯的主要原因。

8.2 轉化的儀式

青春期的發展是一種原型的必然性，是所有人類已經歷到的人類集體最原始的特性，且在所有的時代及文化中都將會經歷到。大致而言，兒童的發展必須脫離保護自己的原生家庭以獨立自主，而養育的母親可以比喻為男人在演化上的掙扎，必須要從無意識的本質中獨立。有意識的男人必須離開兒童時期的天堂（母親的大地）往前邁進，然後去創造屬於自己的生活。

在遠古時期的人們，相較於男孩，女孩從母親的照顧中獨立會有較多的困難。男孩轉化的儀式是由成年的男性所執行，在儀式之後，年輕的男人就不可能再回女人的圈子裡面。從女孩到年輕女人的轉化儀式較多是身體上的，且是自然發生的，因為她們通常開始於月經的到來。轉化的儀式對兩性來說都是相同的，年輕人都必須先離開家庭逐漸獨立，然後開始經歷痛苦和恐懼的儀式。他們靠自己離開，而且必須存活下來。他們通常會有一個新的名字，然後當他們再次回到自己的家庭時，他們會有新的身分，就如同再次誕生一般。在一些儀式當中，年輕人必須對著父母大聲尖叫，甚至是虐待他們[例如巴布亞人（Papuans）]。轉化的儀式受到社群的支持然後執行，而社群的組成份子包括父母和群體中具有智慧的男人和女人。

時下的青少年也被引領進新的世界中，雖然途徑與他們的祖先不同，不過主要的方式與環境仍然是一致的。

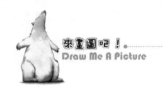
8.3　當代的儀式

近十年來，宗教團體和學校的社交性社團輔導年輕的男女進入成人期。基督教和猶太人的團體通常會替青少年籌備一些對神明虔敬的生活方式，在這當中將會教導婚姻的責任和權利。那些僅開放給有錢人且具有入會儀式的學術性社團，會具有較多的危險性。此外，在許多國家施行服義務兵役，對年輕的男人來說，這可視為是一種儀式。現今，無論如何，宗教、大學和軍隊扮演著較小的角色輔導人們進入成人期。古老的轉化儀式在世界的許多地方已經消失，因為它們已經不適用在這個重視自由和解放的時代。

然而，今日有一種儀式的形式是教師和十到十五歲的年輕人一起露營。這些學校的營隊幾乎遍及歐洲的每個國家以及美國和日本，且已經組成十幾年了。在這些學校營隊或其他形式的青少年營隊（例如：由童子軍或是足球俱樂部所組織），青少年會經驗到意義深遠的青少年轉化儀式。通常督導者能夠自然地覺察到潛意識，並且為這些具有原型需求的學齡兒童創造出節目，同時達到原始祖先在轉化儀式上的要求。在受歡迎的學校營隊中，有一些節目和活動能夠與上述古老的儀式相對照，我們可以在遠古人類中看見這些古老的儀式。這些年輕的露營者通常在一個地方搭起簡單的帳棚，完全離開父母的保護，在這裡，他們將在年長且有智慧的老師引導下學習如何生存。他們宿營在森林中的小屋或帳棚裡，他們通常必須料理自己的三餐，也被指派任務和責任，在那裡還有令人感到害怕的夜行性動物會出來覓食，也有競賽遊戲、力量的考驗以及有機會去享受戶外的新體驗（划獨木舟、攀岩、生營火和滑翔運動等等）。這些儀式和那些早期儀式的差異在於男孩與女孩是共同參與，而不是男女分開的團體。這與現代男性在意識與解放層面的成長是一致的。在這個過程中，對個人女性化與男性化特徵的接納較少被強調，而全人類同時具有的女性與男性特徵則快速地被經驗和接受。

8.4 青春期的音樂與舞蹈

音樂在青少年和年輕人的世界中扮演著非常獨特的角色，不論是在 1990 年代的家庭音樂（house）、饒舌音樂（gabber）或是搖滾音樂（rock music），1950 與 1960 年代的扭扭舞（twist）和搖滾樂（rock-and-roll），或是 1920 年代的華爾滋（waltz）和探戈（tango）舞曲，這些音樂和舞蹈的結合可以追溯到古老原始的聲音、有節奏的舞蹈和原始男性的轉化儀式。流行音樂 —— 特別是在披頭四的時期 —— 獲得廣大的迴響，不只因為它是新潮且受歡迎的，同時也因為他們的音樂所關注的主題是年輕人所感興趣的。在 1990 年代，瑪丹娜成為女孩解放的象徵，以致於典型甜美的年輕女孩逐漸開始被妖豔和迷人形象所取代；男性崇拜搖滾樂的巨星貓王（Elvis Presley）。這裡我們可以再次看到原型的人物（追溯到集體潛意識）中的母親（瑪丹娜）、國王和王子。

音樂與主題批評舊有的價值，對於人生的意義提出新的疑問。藉由興奮藥丸和恍惚的旋律，年輕人去探索及擴充意識的邊界。同樣的現象出現在遠古人類的部落舞蹈中；當舞蹈者一再重複地跳著相同的舞步，並伴隨著相同的旋律之後，會進入一種恍惚的狀態。遠古人類在出戰之前會這麼做以聚集勇氣，就如同今日青少年所做的一樣。勇氣讓他們能夠走出屬於自己的路，然後發現自己所擁有的優點和力量。如果青少年一直陷入酒精與藥物的恍惚狀態中，他或她無法具有戰鬥的能力，也將變得沮喪和依賴。年輕人如果沒有機會從中去尋找屬於他們的認同，並且在轉化到成人的階段缺乏可信任的監督時，他們通常會過量的使用藥物和酒精，以使自己停留在恍惚的狀態。沒有被滿足的渴望會導致軟弱與人格上的崩解。

我們也可以看到轉化儀式出現在神話故事當中，像是迪奧尼索司（Diony-sus）的人物[譯註 20]。這些故事講述在森林中舉辦的荒野儀式。迪奧尼索司代表經驗熱情和動物神聖靈魂的重大意義。心理學上，迪奧尼索司是能夠改變現狀的

譯註 20 迪奧尼索司是希臘神話中的酒神，又被稱作巴卡斯（Bacchus）。

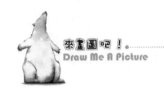

力量，無論祂到哪裡，哪裡就會有創造力和事情改變；祂象徵著動力、超越與過度。一方面是指著迷，另一方面是指對死亡的恐懼與害怕。這裡再次有原型的感覺出現，如果它們深層的意義仍然是未知的，則會對男性的心理造成負向影響。如果原型被認識，正向和負向兩邊都能被認可，接著這些原始的需求便能夠在青春期階段受到注意。

那些曾經是古老的民間舞蹈，有時仍然被小男孩和小女孩跳著。這包含著吸引力與排斥力，同時允許人們去展現他們的優點、力量和耐力，類似於西方現代的青少年在迪斯可舞廳、俱樂部和學校派對的舞蹈。從古至今，跳舞儀式已經改變或受到宗教或文化當權者的鎮壓，但不管是十九世紀的方塊舞曲或是二十世紀的霹靂舞（hip-pop），我們看到所有的男人和女人透過這些舞蹈表現出想要更認識彼此、輕快的擺動，同時經驗到著迷的感覺。

8.5　青春期的問題

在一些文化當中，宗教失去了它的權威性，那裡的年輕人無法和學校產生連結，那裡也只有少數有智慧的男人與女人。我們看到那裡的年輕人常會去尋找替代的領導者。這些領導者可以是政治或宗教團體、黨派、幫派或甚至是偶像與領導流行的人。

兒童期到青春期的轉化總被視為是痛苦的，而今日的青少年仍然視經驗這個轉化過程是困難與痛苦的。現今，有許多十四歲或十五歲的青少年並非必須離開父母的家庭，但是青少年仍然必須從習慣中解放自己，同時支配自己的「內在房子」。內在感受到原型和普遍的任務會導致害怕的感覺；假如青少年沒有認清這樣的害怕，假如他沒有學到發抖，他不會真正成為一個成人，而且他也不會對他人發展出同理心。這是格林童話故事《不知道害怕的人》（*The Story of a Youth Who Went Forth to Learn What Fear Was*）的主題；在這個故事中，年輕男子學不會發抖。維瑞娜‧卡斯特（Verena Kast）在她所著作的《童話治療》（*Wege aus Angst und Symbiose, Märchen Psychologisch Gedeutet*）一書中討論到這個童話故事的意義。一個年輕男子被放置在各種可能會讓人感到害怕的情境中，

但是他沒有露出絲毫恐懼。

在青春期，男孩首次覺察到自己的女性、情緒的面向，於是他能夠對其他人產生同理心。女孩必須去發現自己的男性特徵，像是主動和敢於獨立；這些對立的感覺必須整合。當男孩或女孩開始懷疑他或她是否想要有所轉變而進入成人期時，就必須要承擔風險，這也將引發害怕。

現今的青少年必須相信他們在母親身旁的輕鬆日子已經結束了。母親必須放手讓孩子成長，而父親必須對孩子扮演起有智慧的男人；所有的家長都必須涉入這樣的任務。如果這家人中的任一人沒辦法完成他或她的任務，將會產生問題而導致對生理脆弱感覺的缺乏（對暴力無知覺、自殘、攻擊）、憂鬱（逃學、藥物濫用、酗酒）或是感覺顯赫（毒品販子、很揮霍的人、過度注意外表和儀容）。年輕人在俱樂部、團體中尋找志同道合的同儕一起逃家。雖然這群青少年通常被視為是充滿困難的，但是這階段的生命也是最有趣的，因為理想和期望是透過年輕人天生的內在衝動形成。如果青少年沒有機會去經驗這個階段的意義，他們會在尋找自我時遭遇風險而陷入危機。假如青少年放棄尋找生命意義的答案，伴隨的結果就是答案將永遠不會被找到，他或她則會變成情感冷淡、憂鬱，或者會在他或她的後半輩子持續扮演著像青少年一樣的角色[參考科隆基朋浩爾（Kiepenheuer）所出版的《渡過橋樑》（*Crossing the Bridge, A Jungian Approach to the Adolescence*）一書]。青春期並不是生命中一個確定的階段，但卻是很特別的變化階段，在身體層面有重大的變化，而在心理層面也有相當重大的變化。在先前的章節，我們看到身體改變對心理的影響，我們也可以想見在青春期身體的強烈改變對心理有多少的影響。家長應該了解子女的變化是青少年要去執行的任務。對家長來說最困難的任務是一方面要對孩子鬆手，但另一方面也要提供保護。

如同先前已經討論過的，內在（心理）的經驗由外在（媒材）的形式表達出來。這些療癒性的藝術手法在青春期也扮演著重要角色，特別是音樂、舞蹈和儀式，然而也有表達性的藝術形式，像是繪畫。

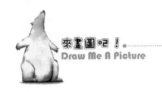

8.6　青春期的繪畫

　　在國小畢業之後，青少年進入國中，那裡通常會提供美術課程，課程中會依據他們的作品而打出成績。因為青少年對自我很挑剔，他們可能會不喜愛自發性的繪畫是由於他們認為自己不會畫圖（畫得不夠好）。然而，如果青少年在這個階段能夠找到一個表達自我感覺的方式是很好的。音樂、舞蹈或是寫故事或寫詩對這個年紀的族群而言，都是可以提供療癒的藝術。假如畫圖的作業與青少年心理發展所屬的世界一致，那麼他或她將會做得很開心。下列是一些主題和青春期發展一致的例子。

1. 一個新的觀點

　　因為青少年對於周遭世界的觀點已經改變，這將會反映在他的圖畫當中。男孩和女孩兩者通常都喜歡畫圖，並在過程中實驗他們的觀點。繪圖設計師艾薛爾（M.C. Escher）創作的圖畫中有著不可能的觀點，像是大家所熟知的「瀑布」（*Waterfall*），瀑布中的水在同一時間向下與向上流動。這些不可能的觀點給予青少年去遊戲他們未來可能性的機會。

　　值得一提的是艾薛爾從 1889 年活到 1972 年，在他的畫中充分使用了數學、旋律和音樂。艾薛爾寫到：「**在紙上繪畫或是在木頭上雕刻時，手重複著相同旋律的拍子就像在跳舞，當藝術家感覺有股衝動想要運用聲音去強調，就透過唱歌。**」[參考《艾薛爾的生活與工作》（*M.C. Escher Life and Work*），第 174 頁]

　　在教室情境中，這是一個老師（和治療師）可以給予青少年畫圖作業的好例子。艾薛爾數學式的繪圖似乎是今日電腦繪圖的先驅，數學式的繪圖在電腦繪圖中能夠輕易地被操作出所有種類的顏色和形狀。

2. 幻想與超現實主義

　　夢境的影像、改變世界的建築結構、英雄、有正當理由的戰士、科幻主題等，全都屬於這個階段的生活。我們時常看見那些屬於這樣的方式，並且將青

少年的想法呈現在其中的繪畫。他們在尋求更好的世界,他們認為他們能夠改變世界,去找尋這個世界的問題的解答。畫出烏托邦或是理想的世界是最後的結果。當他意識到舊的世界已經消失,而新的世界尚未能夠被信任時,青少年會創作超現實的圖畫[像是達利(Dali)所創作的那些]來表達所感受到的疏離。

3.卡通

模仿畫卡通人物及卡通並非自發性和獨創的圖畫,這些可以視為是青少年想停留在能夠控制的狀態之中,以及隱藏自己的不確定或感覺。青少年會暫時感到不安是合理的,如果他們能夠找到一種形式去表達,同時允許他們在其中保持控制感是很健康的。但是在他們所創作的卡通與伴隨而來的主題之中,青少年常能藉由將某些事情融入自己的觀點或從某些事情獲得愉悅的方式,運用自己的創意與原創的方式來描繪他們自己和周遭世界。

4.黑色與白色的繪畫

黑白色的圖畫就像是黑白思考的表達,也和這個年紀的族群是一致的。黑色也很適合青春期;在這個階段,青少年經驗到強烈的感覺,但是卻不知道如何處理而壓抑。衣著是黑色,行為是嚴肅和消極,而圖畫則缺乏色彩。

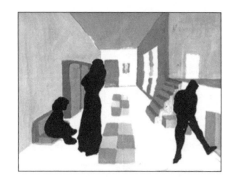

遠近畫法(十三歲女孩所畫的圖)

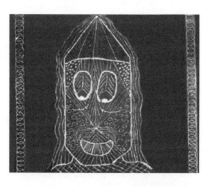

石版畫(十三歲男孩所畫的圖)

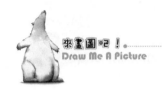

使用黑色可能是一種去壓抑感覺（顏色）的健康嘗試，然後逐漸讓他們再次出現在之後的階段。石版畫的技術在這裡非常的巧妙：用蠟筆塗上各種不同的顏色，再用黑色的顏料覆蓋一層上去。當顏料被刮除之後，可以再次看見原來以蠟筆塗上的色彩。

5. 用感覺繪畫

在青春期，我們通常看到愛的感覺在圖畫中被表達出來，浪漫的圖畫描述關係的浪漫與幻想。畫中的人物是一個理想的形象，像是電影明星、時尚名模和令人印象深刻的卡通人物，通常畫出來的是對這個對象的認同。我們也看到圖畫中描述空曠景色的孤獨、一隻寂寞的狼、一個沮喪的人等。

8.7　兒童在網際網路上的繪畫

好的兒童繪畫的例子可以在網路上找到，現今家長和兒童能夠輕易的將作品放到網站上。因此，我們可以瀏覽世界各地的兒童所畫出的各種圖畫。提供這些圖畫範例的網站是 2004 年澳洲兒童藝術畫廊的網站（*The Australian Worldwide Kids Art Gallery*）：www.theartgallery.com.au/kidsart.html 與 2006 年國際兒童繪畫環境的競賽（*The International Environmental Children's Drawings Contest*）：www.childrens-drawings.com/eng/museum.htm。

在這裡我們可以找到多元種類的圖畫，有些已經在這個章節討論過了，而有些圖畫之後也會在本書中討論。從蝌蚪人到樹、房子、動物、幻想人物 ── 都是典型青少年的圖畫。圖畫來自澳大利亞、美國、俄羅斯、伊朗、英格蘭、印度等等。這些精彩的例子可以讓本書的讀者去檢視他們是否能夠發現那些我們先前討論過普遍一致的形式和主題。缺少的是最初階段的塗鴉（沒有邊界的圖畫、螺線形、十字形和氣球）。這是可以理解的，正如我們先前說明的，大部分的家長不了解這些圖畫的意涵，而認為他們只是亂畫一通。

8.8 放棄繪畫

　　青少年變得更能覺察他們的限制，他們也很挑剔自己，而且會帶著批判的眼光看自己的圖畫。他們通常很挑剔圖畫，以致於最後他們停止畫圖。在這個年紀，他們通常有明顯的好惡或具創意的表達自己。他們當中有些人很有天分，而且受到師長和同學的讚賞。挑剔與自我批判對創造力的發展是很有殺傷力的。

　　電腦很適合用於繪圖設計，也開啟了表達時新的可能性，對於青少年而言更是如此。有些家長或師長因為沒有真實的接觸媒材而反對透過電腦來進行創造性的表達。如果青少年不再想要在紙上繪畫，電腦提供他們在顏色和形式上表達創造力的新方式。另外，青少年可以使用這些圖畫（也許會伴隨著文字與聲音）以全球性的規模進行溝通；當然，如果這是唯一的溝通形式的話，則是不健康的。無疑的是，親自握手總是比在電子信箱署名更讓人印象深刻。

　　如果年輕人有機會創意地表達他們的感覺，這是值得喝采的。在學校及青少年空閒的時間，刺激的運動、遊戲、音樂和創造性藝術都能夠促進他們感覺的表達。身為家長和主要照顧者，我們可以從這個創造性表達（或其缺少的部分中）中獲得訊息，以了解青少年如何在轉變的階段表露自己，及任何可能的衝突或是停止的點呈現在那裡。我們可以透過提供具體的創造性表達的方式來幫助青少年，然後藉由給予青少年自由地找尋他們的方向，同時持續提供保護和監督，如此他們就不會有孤單的感覺。

🍎 案例說明

　　十四歲男孩的家長詢問我是否能夠幫助他們的兒子，因為他具有攻擊性又容易和人打架，在學校有許多的問題，而他的同班同學都遠離他。如果事情持續這樣下去，他將會被逐出校園。當這位年輕男子來到我的面前，他一點也不想要遊戲。我完全同意他的想法，而建議我們可以在我辦公室

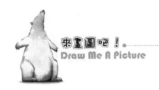

的迷你撞球台上一起玩撞球。我注意到他想要得分，而且每當他失誤時都會打自己的頭。他很渴望獲得勝利。他認為我玩得不會太差，而且他開始變得隨和。在這期間，我們聊到學校和家裡的情形，以及我告訴他我對兒童和成人的實務工作。「成人也玩嗎？」他問道。「是的！」我說：「他們玩足球、創作音樂、繪畫、奔跑、唱歌、表演。而且我們現在也在玩，不是嗎？」「我想除了這是孩子氣的以外，我並沒有覺得不好。我就是我，而其他人必須接受這個事實。」

　　他持續過來我這裡，儘管有些不情願，我們通常就打著撞球。他未曾停下來看過我的辦公室。在幾次療程之後，他告訴我他真的想要離開，到一個寬廣的世界——有漂亮女人在的熱帶島嶼上。我詢問他，如果他能夠畫出來的話，那看起來像什麼。他說：「我畫不出來。」但是他可以透過小物件、沙子和水在沙盤上「畫」出那個景象。有兩隻漂亮的美人魚向海中出發。有艘潛水艇和載著虎克船長的海盜船準備出航。船員持續地進行觀察，有兩隻危險的鯊魚在海中。前往成人期的航程可以開始了。

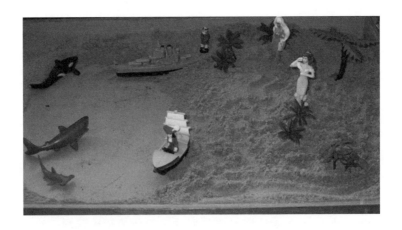

Chapter · 9
顏色、形狀與版面設計

在先前的章節中，我們以發展心理學的角度去檢視兒童至青春期階段繪畫創作的重要特性。本章我們要討論更多普遍的特性，像是顏色、形狀與版面設計。我們會看見出現在紙張上的某個物品的顏色、形式與位置等全都具有象徵的意涵，而且我們可以找到這個意涵的來源。一些關於此類象徵意涵的起源的知識，可以幫助我們觀察兒童的圖畫，也可以幫助我們知道更多關於這些圖畫想要告訴我們的訊息。

9.1 顏色的象徵意涵

父母親時常注意到他們的小孩喜好特定的顏色。之後，他們便會開始思考像：「我的小孩使用許多黑色，是否意謂著他或她是沮喪的？」這類的問題。對於此類問題的答案在稍後關於黑色的討論中會說明。許多兒童在他們的圖畫中使用顏色；在最早的圖畫中，他們似乎隨意而沒有喜好的選擇顏色，但是他們逐漸展現出對原色[譯註21]的喜好，如紅色、黃色與藍色等。

正如我們先前在顏色領域所討論的，三歲的兒童開始使用全部的顏色。在

譯註21　原色是指紅色、黃色與藍色。此三種顏色可以混合出各種顏色，因此又稱為三原色。

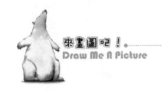

這之後，他們開始有意識地選擇特定的顏色。當兒童在繪畫或創作時，給予兒童原色以及黑色與白色都是重要的。原色可以被混合出其他各種顏色。直到四歲或五歲時，繪畫的內容形式與顏色更為重要；事實上，繪畫的意涵時常是在繪畫完成之後才被賦予的。

　　四歲大的兒童所創作的彩色圖畫看起來像卡・阿貝爾（Karel Appel）^{譯註 22}的現代藝術，因為象徵性情感的價值是很顯眼的。就像兒童經驗到周遭世界是無特定形狀的一樣，在他的繪畫中會描述到此部分，如同藝術家能夠在他的藝術中捕捉到現代世界中沒有特定形狀的感覺。兒童使用天生的本能；藝術家則使用內在靈感的來源。

　　兒童在繪畫中使用的顏色確實有一些特別的意涵，接下來我們會討論不同顏色的象徵意涵。然而，在此必須先說明的是，每個顏色不是只有一種解釋而已。正如在本書剛開始時廣泛討論到的部分，在象徵的本質上會有相反對立的意涵，就像在生活的自然情境中，只有當陽光出現才會有陰影的產生。無論在自然界或在人類的身上，都會發現互相矛盾的觀點，例如又愛又恨的關係。

　　只有當我們經驗到冷漠時，我們的感覺才會知道某件事物是溫暖的。因為我們知道我們將會死亡，因此我們會覺察到生命的存在。顏色的象徵意涵總是具有某種程度的動力，因此會從某一個觀點變動到另一個觀點。對立面不是價值判斷，而是相對的活動。顏色的象徵意涵不會被人們想起來，但是就像神話故事、音樂、舞蹈與藝術的表達一樣，會被自然地固定在人們身上。我們無法創造顏色的象徵；我們可以尋找適當的象徵性顏色。無論是宇宙的環境或是個人的情境，在顏色象徵的情感價值上均扮演重要的角色。例如，一個罹患白血病的兒童可能會避免使用紅色[參考蘇珊・巴哈（Susan Bach）所著作的《生命彩繪他的人生》（*Life Paints its Own Span*）一書]。或者，某個兒童可能只因為他那天穿紅色的新外套，而在圖畫中畫出他自己穿著紅色的衣服。

譯註 22　卡・阿貝爾是眼鏡蛇畫派的創始人。此派的繪畫風格具有獨特的個性，使用的色彩厚重，繪畫的筆觸奔放。

9.2 顏色的心理研究

許多心理學的研究已經發現顏色的意涵。顏色對人類的影響已經逐漸地被認識，並且在時下的廣告、流行、交通與政治活動所使用到的顏色中，均有許多心理上的原因。顏色對身體有生理上的影響，因為每個顏色會帶來不同的磁場能量與心理共鳴。顏色被我們的眼睛所組成，但光線則是被我們的身體所感覺。已經有實驗使用巴奈德・紐曼（Barnett Newman）一幅名為「誰害怕紅色、黃色與藍色」（*Who's Afraid of Red, Yellow and Blue*）的巨大與充滿色彩的作品來顯示，即使是盲人也能夠感覺顏色的差異（顯然透過體驗光線）。

喬納斯・伊登（Johannes Itten）對色彩在藝術、心理學與物理學方面的影響進行廣泛的研究 [參考 1970 年所出版的《色彩的元素》（*The Elements of Color*）一書]。他提及：

> 顏色是有生命的：沒有色彩的世界對我們來說就像是死亡。顏色是最原始的概念，原始無色明亮的兒童相對應的是無色的黑暗。火焰會引發光線，而光線則會產生色彩。色彩是光線的小孩，光線則是它的母親。光線是世界最早的現象，告訴我們世界的心靈與靈魂藉由色彩而存在。

伊娃・海勒（Eva Heller）在 1990 年發表的研究中，結合了心理的、象徵的、傳統的與文化的觀點來說明顏色的象徵性影響。在英格里德・力德（Ingrid Riedel）所著的《色彩的文化》（*Farben*）一書中，她說明了圖像在藝術、宗教與心理治療中相關色彩的心理意涵。她歸納出在個人喜好或情緒束縛的背後，會與特定色彩的原型相連結，人類會先思考色彩，之後再對色彩產生連結。

色彩不是被虛構出來的；它們總是存在著。人們在自然界裡就會被介紹到色彩：樹、草、天空、水、動物等等的顏色。人類的身體也有色彩：血液的紅色、面紅耳赤或是臉紅的紅色、冰冷皮膚的白色、死亡的黃色、排泄物的褐色

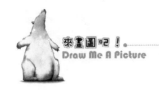

等等。色彩總是引起自然相關的情緒。此外，每個顏色都有其矛盾對立之處；以綠色為例，綠色可以代表生長、植物、生氣勃勃與健康，但也有其他深綠色會讓我們連結到某個東西嚐起來是苦的、酸的與有毒的。但是這裡要再次提醒，我們不能對事物做絕對正向或負向的價值判斷。例如：蛇唾液的墨綠色意謂著某人會中毒，但是這個顏色也警告人們某個東西可能是有毒的。

當我們在檢視圖畫中的顏色時，我們必須覺察到色彩的意涵，就像覺察特定的顏色代表什麼事物與什麼人一樣。顏色與現實世界是否相符合或者有顯著的不同？這個差異有象徵性意涵或者兒童是否有管道（水彩、鉛筆或尖頭麥克筆）接觸到全部的顏色？直到六歲左右，兒童可能會依據他們的想像以及最靠近他們的有色鉛筆，然後將某個物品塗上顏色。在同時，大多數的兒童會有意識地選擇特定的顏色；這也會取決於兒童是否對著色以及繪畫有興趣。可以確定的是，從四歲開始，兒童可能對特定的顏色產生喜好，這些顏色便具有特定的象徵意涵。我們也會看見兒童在挑選他或她的玩具與衣服時，對特定的顏色有偏好。

🍎 紅色

紅色最重要的意涵是它與生命及死亡的連結。紅色會在身體與自然界中被發現，無論在身體或在自然界中，紅色總是具有賦予生命以及致命的意涵。紅色連結到**生命**，因為紅色是月經的血液（這個顏色會在懷孕期間暫時消失）與分娩時血液的顏色。紅色連結到**死亡**則是因為當血液流出身體時，伴隨而來的便是死亡。紅色也意謂著**危險**。除此，紅色是**火**的顏色，火給予人們溫暖、使人們能夠在寒冷中存活下來，以及人們烹煮生肉變熟食的元素。但是，火也會帶來**破壞**。生命與死亡在此又再度地連結。在聖經裡，使徒（Apostle）說話時會伴隨著火舌，這意謂著他們是**熱血奔騰的**。紅色的玫瑰花仍然因為愛神維納斯（Venus）的關係具有**愛的象徵**。一個紅色的交通號誌，例如「禁止」號誌，意謂著**危險**或**禁止**。但是紅色也代表著**協助**的意思，例如消防車或紅十字會即以紅色來代表。在政治部分，紅色象徵著**革命**、起義與改變。在神話故事中，**戰爭**之神瑪爾斯（Mars）就是紅色的神。

　　如果兒童使用紅色，這可能是充滿活力的、溫暖的與熱忱的象徵，但是這也可能暗示著危險的、難以控制的或尋求協助的。我們必須謹記，儘管我們觀察到某個兒童使用紅色，但是只有在我們考量到兒童的生活環境與年紀時，我們才能知道**這個**顏色對**這個**時刻的**這個**兒童具有什麼意涵。紅色可能意謂著兒童需要被協助，但是它也可能意謂著兒童能夠幫助別人。

❦ 藍色

　　藍色是**天空**與**水**的顏色。**夜晚**有時也被經驗為藍色，當夜晚來臨時所有的顏色會消失，每件事物都無法看見。藍色出現在身體是**感冒**或生病的時候。英語的「憂鬱」（the blues）一詞，即表達了**孤獨**與**不被愛**的感覺。藍色蘊含了**自由獨立**的感覺，因為天空與水是藍色的。藍色被用在**非個人**的制服上，像是警察、公務員，這些人大多都有職責在身並且是客觀的。有事業心的人喜歡穿著藍色的套裝；保全人員與停車服務人員穿著藍色的**制服**。藍色在衣服上的意涵是**沒有個人**的特性在其中。在政治層面上，藍色是謹慎與保守的顏色。另一方面，深藍色的絲絨是別緻的、**情色**的與節慶的，特別是因為它鑲嵌著許多金銀珠寶，就像夜晚的天空佈滿著星星一樣。藍色是一個**天空的**與**神聖的**顏色。在埃及國王的墳墓裡，墓穴時常被漆上藍色以用來示意這位神的存在。有藍色的**愛神**、藍色的跳舞之神克里虛那（Krishna），以及佛教（Buddhism）中具有智慧與權力的藍色之神。在西藏，邪惡的神會以**靛藍色**出現，這個顏色常被連結到**著魔**、恐懼與痛苦。

　　在兒童的繪畫中，天空藍時常出現在雲朵的顏色之中。深藍色通常是一朵烏雲。水通常是淺藍色的。幼小的兒童時常畫出水汪汪的顏色，彷彿他們仍在其情緒中游移著。被塗上藍色的人物可能有上述所有討論到的意涵。我們必須小心地檢視什麼部位被著上藍色（衣服、自然物或人物），以及藍色在兒童個人環境中（年紀、文化、家庭狀態）的意涵。

❦ 黃色

　　黃色是具有強烈對立情緒的一種情感兩極顏色，這是因為有**溫暖**的黃色 ——

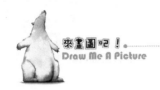
像成熟的穀物、向日葵、黃色的水果與沙灘等，但也有像是酸檸檬的黃色。某人可能真的會因為一個名為黃疸的肝病變成黃色，或者他們可能用黃色來比喻儒弱的感覺。硫磺色的煙會對我們的健康造成**威脅**，並且黃色的天空會在大雷雨的威脅來臨前被看見。在**春天**，我們看見淺黃色的水仙花與報春花。在東方，黃色是從死亡**復活**的顏色。我們知道溫暖的黃色來自於甜的蜂蜜、太陽與**金子**。梵谷（Van Gogh）使用黃色表達太陽的溫暖。在神話故事中，黃色的神是**光明**與春天的神。太陽神赫利奧斯（Helios）穿著發光的黃色長袍。阿茲提克的農神是一位被賦予具有**生產力**、舞蹈的與喜悅的形體的太陽神。在繪畫中，我們會發現繪畫者使用黃色來呈現神聖的**光環**。基督（Christ）被描述為世界之光，並且被構築上光環。金子的黃色是**完美**、**神諭與不朽**的象徵。佛教的僧侶藉由穿著黃色的衣著顯示他們放棄有形的事物，並且對自己的心靈虔誠，如同他們試圖連結到**智慧**與頓悟一樣。

兒童在他或她的圖畫中使用黃色表達出充滿活力與溫暖的感覺。兒童幾乎總是把太陽塗成黃色（有時候帶有一點橘色）。在繪畫中過度使用黃色可能暗示著有大量的能量（太過溫暖）或過動的。鮮亮的黃色暗示著生氣（有毒的）或嫉妒（酸的）。

黑色

儘管黑色不是真實的顏色，而是吸收所有色彩的結果，我們將會描述黑色在自然界中被人們經驗著。黑色在**夜晚**與**陰暗**中被經驗到。在自然界，我們在火消失之後看見的每樣東西都是**黑色的**。有像是覆盆子、黑莓等黑色的果實；也有時常被認為是負向的、**危險的**或危險的預兆的黑色動物，像是黑豹、黑渡鴉與黑貓等。黑色的衣服時常是**權力**的象徵，例如納粹黨衛軍（Nazi SS）所穿的制服即強調他們的權力。在現今，黑色時常被**固執**的男人（與女人）以及性虐待狂所穿戴。黑色也是**服喪**、悲傷與沮喪的象徵。青少年時常穿著黑色的衣服用來當作是固執與**造反**的象徵。如果我們記得黑色確實包含所有的顏色，我們會理解黑色也有許多彩色的情緒（也可以在青少年所創作的黑色與白色相間的圖畫中被看見）。黑色是**地球**的顏色，地球的黑洞是邁向**死亡**，但也是**新生**

命可以生長的地方，就像一棵種子在黑暗的泥土裡發展與成熟。黑色是白色的**相反面**。我們仍然可以看見在新娘與新郎的衣服上運用陰陽的原則，採用黑色與白色兩種相反的顏色。

兒童在繪畫中使用許多的黑色可能有很多原因。兒童可能是沮喪的或難過的，但也有可能是運用黑色隱藏色彩（情緒）。然而，黑色時常被學步兒與學齡前兒童使用，他們正處於反叛、行為固執與追求權力的階段；雖然對父母而言，這會是一個煎熬的階段，但對兒童而言卻是必要的。如果我們了解為什麼某件事物是黑色的以及與兒童行為之間的關聯，我們可以適當地做出反應。我們不應該劃分事物為某個情緒或另一個情緒，因為兩個情緒（像是沮喪與反叛）可能會同時存在。

🦋白色

白色跟黑色一樣不是現實的顏色；它是黑色的相反顏色。白色會在自然界中被經驗到，像是太陽、月亮與星星的**光**。因為我們沒辦法直視太陽光，因此太陽被視為是**神聖的光**。白色在自然界出現，像是雪、牛奶、蛋以及鹽。白色是所有色彩消失後的**結果**。**屍體**的白色與**鬼魂**的白色介於似有若無的感覺之間。白色是空虛的、無物的。假如生活是沒有色彩的，將會是無意義的、悲傷的與空洞的。但白色也是**清新的**與**新鮮的**，例如新娘穿的純白色衣服。無人走過的雪白色明顯地是漂亮與**純潔的**。空白的紙張也是白色的。白色的蛋象徵**繁殖力**，而白色的鹽則象徵**智慧**與**淨化**。

如果兒童畫出白色，他可能表達的是空虛感或停滯感。一張空白的紙或部分空白的紙，可能意謂著兒童尚未知道的、潛意識的或尚未成熟的感覺與層面。

🦋混色

紅色、藍色與黃色這三個基本的顏色可以混合出新的顏色。

🦋綠色

綠色是由**藍色**與**黃色**混合而成的。因為藍色的意涵（距離與冷漠）被混合

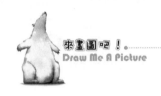
上黃色的意涵（溫暖與明亮）後，兩個顏色的意涵就會被**中和**在新的色彩──綠色──之中。

綠色是**希望**的顏色。農地裡的**新綠色**帶來下次收成的希望。綠色的草坪邀請我們在上面躺臥、**休息**與作夢。樹的綠色使我們想起**成長**、發展，以及樹會開花結果。綠色森林是陽光穿透過樹葉的地方，而在**黑暗**、未知的森林裡，我們會迷路。如果人們居住在沒有綠色的地方，例如在沙漠部落之中，綠色是指一個有樹又有水的綠洲；水使他們能夠在沙漠中生存下來。在熱帶或原始的森林中，森林被經驗到不一樣的部分，因為這裡的植物過度成長而占據了人們生活的空間。**綠色的本質既是給予及滋養，但也是貪婪的。** 水的元素在大自然變成綠色時扮演著重要的角色。綠色環境對我們的生存而言愈來愈重要，因此被視為是**乾淨**與**健康**的。聚焦在環境議題的政黨大多會在他們的政黨名稱中使用「綠色」一詞。在廣告中，綠色被使用在健康產品上。綠色時常意謂著**新的開始**。在許多創造世界的故事中，世界是從一片荒蕪中開始被創造出來的。在時下的流行語言中，某人是綠色的意指經驗**不足**的生手。（西藏）的綠度母菩薩（green Tara）是**休息**與**放鬆**的女神。阿茲提克人認為綠色的寶石是不朽的；這個寶石被放到屍體的嘴巴裡當成是綠色生命的**重生力量**之象徵。

在中世紀，希德嘉·馮·賓更（Hildegard von Bingen）提及綠色（尤其是綠色的草）的療癒性效果。在英格里德·力德（Ingrid Riedel）的書中（*Hildegard von Bingen*），她引用下面的陳述：「**智慧是世界萬物的自然規律。它在風的重量、水的估量、雨的定律、雲的途徑中被具體地創造出來。**」這首被希德嘉所撰述的中古詩歌在今時今日再次被傳頌。希德嘉提及的綠色女神[蘇菲（Sophie）]與自然界的規律是神聖世界的象徵。

兒童授予像是草與樹等植物天然的綠色。在繪畫中使用綠色通常具有正向的、健康的意涵，因為綠色表達著成長與活力。相反地，柔和的綠色意謂著溫柔與純潔。有一種遲疑的開始。深綠色意謂著某事物令人無法忍受。像膽汁的綠色是危險與生病的象徵（綠色變成嫉妒）。這類的顏色可能會出現在繪畫中的隱藏部分，有點不被期待但肯定明顯。

紫色

　　這個顏色是從**藍色**與**紅色**混合而成，帶有溫度又帶些冷感，因此具有某種**緊張**狀態。紅色與藍色的意涵時常被紫色所抑制，並且時常意謂著一種情緒壓抑的形式。喪服的顏色與**悲傷**時常使用紫色表達。那些喚起緊張感覺或矛盾心理的人物（像是魔術師、巫婆）時常穿著紫色。在兒童的繪畫中時常看見紫色，是被動與悲傷的表達。

橘色

　　橘色是由黃色與紅色混色而成的。它是日出與日落的顏色，一個漂亮的橘色會散發出溫暖與感情。它也是火焰的顏色。橘色是引人注意的顏色，而且會從遠方被看見。在兒童繪畫中的太陽時常是橘色與黃色的。橘色代表著溫暖、樂觀與希望，但它也是一個侵略性的顏色。在荷蘭（Netherlands），「皇家的橘色」意謂著從荷蘭的君主政治所傳承下來的橘色房屋。

褐色

　　褐色是紅色、黃色與藍色混色而成的。在自然界，它是泥土與排泄物以及秋天的顏色。褐色是泥土的顏色，因此被連結到大地（Mother Earth）。褐色結合了紅色（生命與危險）、黃色（光線與溫暖）與藍色（距離與冷酷）的意涵，產生了混雜的情感，這些情感彼此間可能會相牴觸。在繪畫中使用許多褐色的兒童時常會有隱藏、矛盾的情感。對褐色產生偏好可能暗示著與大地之間有一種深厚的關係，或者需要溫暖與安全感。褐色也是排泄物的顏色，因此褐色的繪畫可能也暗示著正在進行大小便訓練（可以參考本書第四章討論到關於髒亂繪畫的部分）。

9.3　顏色與煉金術

　　容格取向的分析理論從煉金術的研究中，歸納出特定顏色較深層的心理意

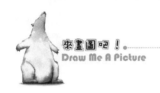

涵。這個點石成金（一種內在心靈歷程的隱喻）的化學歷程，是藉由將最原始的存在物（石頭是最原始的材料）加熱轉化為神聖的哲學智慧（金子）。在轉化的期間，四個元素（泥土、空氣、火與水）與三個顏色（黑色、白色與紅色）會存在。最初的階段是黑暗與混亂的，所有的顏色會被吸收而慢慢轉變成黑色［黑化（nigredo）］。在燃燒的影響之下［紅化（rubedo）］，這個材料會變成白色［白化（albedo）］，也就是所有的顏色會再次出現。因此，金子、神聖的智慧才會被創造出來。

　　複雜的煉金術哲學與理論不在本書的討論範圍內。儘管如此，古老與充滿智慧的煉金術的象徵，在深入了解兒童圖畫中的顏色意涵是非常有意義的。例如，如果我們看見一個兒童正處於「黑暗的（blackness）時期」。我們可以想像，黑色在開始轉化的時期是被需要的。一個安全與堅實的（煉金術士的）爐子是被需要的，在這樣的爐子裡，「爐火」會燃燒得很明亮。我們必須對（燒煮的）歷程有信心，相信它將會依照它必然的程序進行，因此，我們不會過早打開爐火（將它暴露於外在世界）而引起爆炸。我們必須看好爐火，讓它不會燒盡或燒得太旺盛。當每件事物自己燃燒成灰燼之後，會發現全部的色彩都變成白色的灰燼；這是一個物質（人格）會產生的轉變。

🍎 案例說明

　　一個十歲大的女孩因為一些像是胃痛、頭痛與注意力問題等不明原因的生理疾病前來接受治療。她的母親在她一歲半時就過世了。她的父親照顧了她幾年，之後她被送往不同的寄養家庭。她在與他人接觸上是有困難的，也常感覺到孤單。在經過幾個月的治療後，信任的關係已經建立起來，而孤獨的感覺也被表達出來。之後的階段，她使用黑色的顏料、黑色的尖頭麥克筆與黑色的鉛筆創作形式鬆散且沒有邊界的繪畫。她也用黑色與白色相間的模式在沙盤上創作。從這點來說，我覺得她使用黑色是治療上必要的過程。她的失落感最後能夠被表達出來。然後，她發現紅色，並用紅色

的黏土與紅色的皺紋紙創作出一團營火。當她將「金色的球」放到火之中，我感到非常驚訝與高興。這個圓形的金色蠟燭在該次治療的時間中，一直保持著光亮。從這個階段之後，有愈來愈多自然的繪畫與主題被描繪出來，像是樹與動物。透過照顧娃娃屋裡的嬰兒娃娃的形式，她與內在原型母親的內在接觸重新被建立起來。

　　基於明確的目的，在這裡必須再次說明容格取向的分析治療能夠接觸到心靈較深層的部分。對一個治療情境中的兒童而言，提供一個自由的情境讓兒童選擇他或她想要做什麼、他或她可以怎麼做是絕對必要的。這意謂著沒有作業會被指派，也沒有任何建議會被給予，更不是某事應該被完成。成人（治療師或照顧者）可能會認為兒童是前來用特定的方式做某件事情或畫些東西出來，但是他或她（治療師）將不會做任何的建議、計畫或指點。我們必須相信兒童能夠發現我們尚未看見的解答。觀察一位兒童是多麼具有創造力，總會令人感到驚訝（成人在兒童時期也曾經歷相似的歷程）。我們每個人都可以對面臨的問題尋找出創造性的解答。用容格取向的術語來說，這是所謂的心靈世界中「內在兒童」（inner child）的部分。

　　當兒童必須在學校學習某件事物，像是以透視圖的方式或臨摹方式繪畫人物或景物時，心靈與智力的表層功能會被喚起，但是心理較深層的部分則不會被接觸到。

9.4　基本形狀的象徵意涵

　　正如我們所知道的，繪畫中的基本形狀是源自於自然界、宇宙與人體。螺線形、圓形與十字形時常在兒童第一幅創作的繪畫中被發現；這些形狀的意涵已經在本書的第三章討論過。這些形狀的意涵在兒童逐漸長大時仍然存在，但是會變得愈來愈難以捉摸。方形與三角形是兒童最後會畫出來的基本形狀，繪

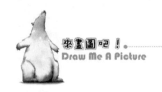

畫方形與三角形時，需要配合結構的、智力的與生理的技巧。而且如同在較早期被發現的螺線形、十字形與圓形一樣，方形與三角形都有心理上的意涵。

容格在一些著作上對這些基本形狀的意涵做出心理上的與原型上的解釋[參考容格（Jung）1966、1987、1991 年的著作]。其他更細部的解釋則在英格里德・力德（Ingrid Riedel）於 1985 年所著作的《形狀》（*Forms*）一書中被闡述。而娥蘇拉・艾森巴哈（Ursula Eschenbach）也在她 1978 年所著作的《兒童與青少年創作的形狀有治療性的象徵嗎？》（*Das Symbol im Therapeutisch Prozesz bei Kinder und Jugendlichen*）一書中，研究與解釋各種不同基本形狀的意涵。

1. 方形

如同三角形，方形必須要有某種程度的智力才能建構出來。在物質的世界中，方形表達著**私有財產**的**邊界**。從人們開始發展成一個個體的時刻開始，便使用線條、籬笆或邊界來劃分物質的財產。一個具有負向感覺的劃界會是監獄。兒童不只會畫方形，他或她也會在遊戲中玩方形或在方形中玩遊戲。方形的一個重要的特性是已經決定出一個精確的區分界線。在某個時期，兒童會在學校的操場或在家裡附近玩有邊界的遊戲。某個地方會被畫上一條線，而線的另一方是不被允許跨越的。或者規則是你可以或不可以走在某條線上。在此類的遊戲中，兒童學習到尊重別人的界限、保護他人的界限，或侵犯到他人。

方形的另一個特性是它有**四個邊**。藉由在方形上行走，兒童會經驗到四個不同的方向與象徵性的學習（最先會用身體，之後會用心靈），一旦採取不同的觀點，便會從不同面向的考量去思考。

立方體是來自於方形，而且是更具有動力與魅力的。立方體是一個深不可測的形狀，就像大家知道的骰子同時有看得見的與看不見的兩個面。骰子可以滾動、移動與停止；一旦骰子停止移動，某人的命運即被決定，因為「木已成舟」（the die has been cast）。在玩骰子遊戲的時候，兒童開始經歷命運的反覆無常，並且學習到不能多也不能少的特定數量。兒童大約在三或四歲時即能接受。

另一種方形的特別形式是**迷宮**（labyrinth）。迷宮內使用許多張開的與縮小

的直線，以不斷地變化方形的邊界[參考力德（Riedel）所著的《形狀》（*Forms*）一書，第 23 頁]。在許多文化中，迷宮被認為是一種可以用來發現問題或疑惑的解答的冥想形式。在**迷宮**中，兒童（與成人）可以經驗到找到出口的興奮感，以及發現出口時的輕鬆感；這也是為什麼迷宮在遊樂園或露天遊樂場仍然非常流行的原因。

許多電腦遊戲也基於此需求去尋找解決的方法。然而，電腦遊戲的路徑與目標有時具有商業上的目的，因為希望讓兒童繼續投入遊戲之中，故而讓他們無法達成目標。父母必須了解到這部分，儘管電腦遊戲是令人愉快的，但是它們不應該含有這種有目的性的設計，因為一些兒童會逐漸被一些難以達到的目標給迷住，因而只享受到極少數的發現解決方法的正向經驗。

一個在房屋周圍或自己附近畫方形的兒童，是要劃分出他的財產或者從外在世界中區分出自己。有時候建立界限是好的，然而在其他時候，開放這些界限是更好的。繪畫一個方形意謂著兒童能夠創造與尊重界限。兒童繪畫一個迷宮是指他在尋求解答，而且當兒童試著達到他或她的目標時，也可以幫助自己專注。

2. 三角形

三角形是一個動態的人造形狀，在自然界中只有水晶是呈現三角形的。在許多文化中，三角形是**男性**與**女性**的象徵。在古老的印度教（Hinduism）信仰中，三角形因頂點被畫的方向而有不同，頂點向下的三角形代表女性，頂點在上的三角形代表男性。三角形與男性及女性間的關聯性也在祖魯人（Zulus）中被發現。在這裡，上方的頂點代表一個未婚的男性，而下方的頂點代表一個未婚的女性。男人和女人都會戴著三角形的串珠項鍊，而且項鍊的顏色也代表著配戴者是否有中意的對象，或者他們是否正在與某人談戀愛[參考史坦·舒曼（Stan Schoeman）所著的《富於表現的串珠：祖魯人藝術形式的語義》（*Eloquent Beads, the Semantic of a Zulu Art Form*）一書]。在我們的文化中，兒童與成人配戴一個三角形之物當作是首飾，雖然這類的首飾具有某種程度的潛意識的古老意涵，然而這不在本書要討論的範圍中。

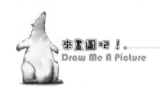

三角形另外一個特別的意涵是大衛之星（Star of David）。大衛之星是一個由兩個三角形交錯與重疊之下構成的三角形，在第二次世界大戰期間被猶太人配戴當作徽章。在今日的西方世界中，三角形被當作是男性與女性的象徵並不常見，反倒是用在「同志驕傲日」（Gay Pride）的粉紅色三角形是較普遍的；這是一個源自於女同性戀被監禁在納粹（Nazi）集中營時所配戴的記號。

一個更令人熟悉的是，頂點向上的三角形是用來表示某件事物是**被禁止的**或**危險的**，像是交通號誌或瓶子內含有危險液體的標誌。**3 這個數字**是用來象徵一個時間延伸的概念，像是「過去－現在－未來」（past-present-future）或「出生－生活－死亡」（birth-life-death）。數字 3 代表行動。在童話故事中，數字 3 會在一個人必須經過多少考驗的數量或多少謎題必須解決的數量中被發現。

在兒童的繪畫中，最早被清楚地創造出來的三角形是「**屋頂**」（roof of a house）。屋頂是一個表達著「**父親－母親－兒童**」（father-mother-child）三者間三角關係的事物。青少年有時候用三角形創作繪畫，這時常意謂著這個青少年正在尋找一個和他或她的父母親之間的新關係。繪畫三角形當作是裝飾物或抽象的藝術作品，可能意謂著創作者與其他人之間的緊張關係。

🐾案例說明

某次在我開設的一堂關於了解兒童繪畫意涵的課程中，一個學員帶一幅她的十四歲大女兒所創作的繪畫來分享。繪畫是由許多三角形創作而成，全部的三角形均被塗上不同的顏色。這個母親告訴我，她這一個禮拜時常畫這類的圖畫，她問我這當中可能有什麼意涵。我詢問她在「父親－母親－兒童」三者之間的三角關係是否有一些問題存在。結果真的是這樣。父母親正在考慮離婚，但是尚未做出最後決定。在這些圖畫中，女兒顯示出她過度涉入這些問題中，即使她尚未親口說出這些事情。

9.5　版面設計的象徵意涵

　　剛開始兒童會隨意在一張紙上畫圖，不會刻意選擇在紙的上面、下面、左邊或右邊繪畫。兒童會對題目或是物品命名，即使外型與命名不相符。大約四歲之後，兒童開始有意識地畫出與現實生活相符的圖畫，並且某個物品會被畫在紙張上正確或適當的位置。一間房屋、一棵樹、動物與人會被畫在中間、面對左邊或面對右邊。太陽出現在天空，因此被畫在上面，花朵在地面上，因此被畫在下面；這反映兒童對自己以及周遭的世界已經有較多的控制了。

　　兒童也會用他們的繪畫敘說一個故事，就像我們先前討論到關於七到十歲間兒童所創作的繪畫部分。他們所創作的繪畫會取材於日常生活事件，像是學校的遠足、假日生活、當他們長大時想做些什麼等等。這類的繪畫有些透視圖的意味；物品似乎被隨意地畫上去。這類的繪畫與先前提到描繪關於宗教事件、某位名人的生命故事等中世紀的繪畫相似。儘管物品被畫在紙上的位置看起來似乎是隨意的，然而，這些沒有經過安排的巧合使得位置有了象徵性的意涵。

　　沒有人思索版面設計的象徵意涵，但是就像先前討論過的所有象徵一樣，它遍佈在自然界與人們身上。很自然地，我們會將地上的事物畫在紙張的下方（我們用我們的雙腳站在地面上），而將太陽或星星畫在紙張的上方。當我們感到困窘的時候（地面的、黑暗的），我們會面向地上；當我們禱告的時候（崇高的、光明的），我們會舉起我們的雙手。許多心理學的研究已經完成對二度空間形式的版面設計加以探討。部分空間設計的基礎已經被格倫沃（Grünwald）、蘇珊‧巴哈與魯道夫‧米許（Rudolf Mitch）在藝術的歷史中進行探究，而被英格里德‧力德（Ingrid Riedel）更深入地發展 [參考《圖形》（Bilder）一書，第 31 頁]。

　　一個平面最有名的象徵意涵是右邊關係到未來，左邊則關係到過去。這種左邊／右邊的象徵意涵是以大多數（慣用右手的）人的經驗建立起來的。當要求慣用右手的人繪畫一條關於未來的線，一條從左邊到右邊的直線會被畫出來；當要求慣用右手的人繪畫一條關於過去的線，一條從右邊到左邊的線條會被畫

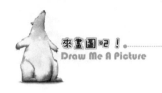
出來[參考力德（Riedel）的著作]。然而，這個意涵在慣用左手的人身上並沒有明確的結果，因為這些人當中，有些會畫出相反的方向，有些則不會。這意謂著我們在沒有考量存在於人們身上所有的可能性之前，不應該急著採取決定性的觀點來解讀象徵的意涵。

　　這些相同版面設計的意涵也在宗教繪畫與肖像的研究中被發現。在這些研究中發現，之所以會有象徵性的意涵存在是因為分佈區域的關係。紙張（或畫布）被區分成四個區域。上面、下面、左邊、右邊與形成對角線的四個角落，均有源自於某種來源的象徵意涵，而且在這些研究中均發現畫中的相同區域會有相同的象徵意涵。這些區域的象徵意涵無法完全有效的應用在立體的形狀上。它們之間有相似點，但是，以圖形在畫中的上面與下面的位置為例，圖形在平面時不需要特別陳述也可以看出它們是在較高或較低、在上方或在下方的位置。在這些研究中發現，區域已經特別用在密閉的平面空間之中。我們在使用這些版面位置的詮釋時，很重要的是不要用精確的劃分區域來思考。完形的「整體大於部分之和」（the whole is more than the sum of the parts）的原理特別適用在這個觀念之中，這可以當成提醒我們不要陷入過於細部思考的警語。如同在聽音樂時，我們只有在各種音調被和諧地演奏出來時，才會聽出當中的旋律；只有當我們已經思考到全部的可能性，以及發現這個難題的最後面貌時，我們才能發現這個和諧的存在。請記住，我們只會簡單扼要地觀察如同在文獻中描述到的主要版面設計的意涵，進而使用它們來了解一幅圖畫的意涵。

區域

> **上方**：紙張上方的部分代表天國、神、光線、火、靈魂與心靈。
>
> **下方**：下方的部分代表基礎、根源、死亡、大地與水。
>
> **左邊**：左邊是過去、慾望、下意識、黑暗、回歸與退化。
>
> **右邊**：右邊是未來、意識與活動。

角落

　　一個更細部的區域是考量到四個角落。這個考量認為左上角屬於（原型的）

父親，而右下角則是（原型的）母親。左下角是集體潛意識，而右上角則是意識與道德的發展。

方向

我們也會看見畫中的人物或事物朝著某個方向移動，因為這意謂著發展的動向。從左邊到右邊的動向是朝向未來與現實；從右邊到左邊的動向是朝向過去與下意識。年幼的兒童通常會將人或車子畫成從右邊到左邊的動向：因為他們聚焦在他們的感覺與下意識。大約七歲過後，人或車子的動向較常是從左邊到右邊：他們朝向現在與未來邁進。根據版面設計的象徵意涵來看，這是因為對大多數的年幼兒童而言，他們仍然處在代表下意識與過去的左邊。隨著智力的成長，兒童開始聚焦在紙張右邊所代表的未來、現實與外在世界的活動。大致而言，兒童會從紙張的下方畫到上方；當他們的年紀逐漸增長，圖畫的底部會變得較高，這意謂著兒童的洞察力已經產生，而且他或她的視野已經擴展了。

中間

如同在第三章對於圓形與圓心的討論，找出中心點是一個重要的心理歷程。就像容格（Jung）在他所著的《人及其象徵》（*Man and His Symbols*）一書中（第 175 頁）的描述：「在許多自性的虛構圖像中，會發現非常強調自性世界的四個區塊，而且在許多圖片中，高靈（Great Man）被用來象徵分割四個角落的圓心」[引自馮・法蘭斯（Von Franz），第 230 頁]。

方形的中心點是曼陀羅（mandala）形狀的起點，因為曼陀羅（意指神奇的圓形）是藉由強調四個角落有特別的意涵所創造而成的。這種中心點的特別意涵在許多不同的宗教（西藏的、基督教的）與虛構的神話故事之中都可發現，也可在小教堂、大教堂與其他建築物的建築風格中發現。即使在現代的繪畫或建築物之中（像是一座足球場），我們仍會尋找中心點，因為它是最安全的。

如果一幅繪畫因為角落的使用而有某種程度的平衡，這意謂著有發現中心點的傾向。在容格學派的理論中，這個中心點代表之前所提過的自性。在圖畫中間的圖形、顏色或形狀的象徵意涵對創作繪畫的個體而言，確實是非常具有

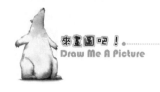

個人特性的。

9.6　學習觀察繪畫中的版面設計

　　我們會從自己、他人或從兒童的角度來觀察兒童的圖畫。一幅敘事性的圖畫可能是創作者因為一份作業（創作一幅關於你的假日的繪畫）被創作出來，或是創作者自發性地完成。我們可能會問，在這幅圖畫裡發生了什麼事，但是我們應該沒辦法在對兒童所處的周遭環境有初步了解之前，自己回答這個問題。我們不知道兒童創作一幅令人感到興奮的圖畫是因為他或她在雜誌上或書上看到某些東西，或他們是否從某人身上聽到某個故事，或他們是否自己親身經驗到這樣的處境。如果兒童畫一幅令人興奮的故事是因為他或她聽到某個故事，我們可以推斷兒童對這個故事留下很深刻的印象。繪畫此類的故事可以舒緩恐懼。一個令人激動的故事可以補償個人的恐懼感，這就是為什麼兒童（與成人）會閱讀令人激動的書籍與死亡報導，以及為什麼人們會去親眼目睹災難與事故。在這之下，潛藏著「幸好這不是發生在我身上」的心理上的想法。我們也會視一幅令人激動的圖畫為兒童畫出某件他或她害怕的事物的象徵，例如一件事故或一個攻擊行為。

　　如果我們再次觀察第七章（第 120頁）的敘事性繪畫，我們可以用上述討論到的顏色、形狀與版面設計的象徵意涵來檢視。

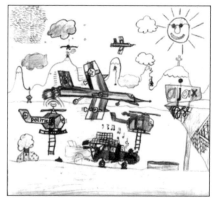

　　我們看見四個角落全部被畫滿。有一群鳥在左上角；在右上角，則有一個帶著太陽眼鏡的太陽，牙齒是光亮的，位於一座有十字架的山的上方；在左下角，有一棵樹根與樹冠彼此輝映的樹，也有一架警用直昇機；在右下角，是一間名為亞捷克斯（Ajax）的足球場，它的屋頂是三角形的；在中間，一輛有音樂的運輸車正在行進中。畫中的飛機大多是紅色，雲是藍色，太陽則是黃色。

意涵

　　現在這幅圖畫對讀者而言，已經有許多熟悉的象徵意涵，例如鳥、飛機、雲、太陽、樹、車子、三角形、十字架與山。山是陡峭的，而且覆蓋著雪，這意謂著想要實現目標的慾望是強烈的，而（情緒的）生活可能是冷漠的。墓碑的象徵與山的象徵相符（嚴峻的、陡峭的與難以攀爬）；山的形狀既像是男性（陰莖的）也像是女性（胸部的）。在右邊的那座山有一個十字架在上面；這可能是一個已經爬到山頂的象徵嗎？但是，十字架也是死亡的象徵。太陽光線展現兒童已經從與母親的連結中獨立出來，而父親的特色（行動的、理性的、道德的）已經存在於兒童身上。左下方有一棵特別的樹，它沒有完整的樹根，而且樹幹可能也無法承載樹的重量。樹有凹陷的地方。兒童可能試著在地面上畫出樹的影子，但也可能是有蘋果在地面上。儘管如此，樹的形狀是奇怪的，因此我們可能會思考在兒童生命剛開始時（在他存在的潛意識階段）是否有什麼不尋常的事發生。

　　我們也看見畫的中間有一架從左邊飛到右邊 —— 也就是航向未來 —— 的飛機（兒童自己）具有爆發性的力量。觀察圖畫的左邊，也就是代表過去（或下意識）的一方，我們看見有悲傷的、危險的與生病的需要被協助。我們也看見山上有一個人站在上面或在陡坡的危險地點，也有一架配有梯子與擔架的直昇機。未來或現實（右邊）看起來是較樂觀的，有比較多的能量，但也有可能是較多的攻擊行為；它提供了兒童在運動世界裡（亞捷克斯）的挑戰，可能有觀眾坐在運動場的露天看台上，既可以觀察也可以監視兒童（在原型母親的那一方）。

　　除了在下方邊緣地帶只有一條綠色的線條並且被著色之外，其餘的紙張空間均被善加使用。這可能意謂著事物被封閉起來，像是（母親的）大地與水（生命與感覺的來源）是空虛的或未成熟的，而且這也可以連結到左邊不開心的部分。在繪畫的當時，兒童從一個對生活較高（較新）的觀點，創作了一個關於繪畫的故事。

　　一張空間被善加使用的紙張可能意謂著生命力以及與外在世界緊密的互動，

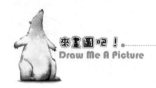

但也可能意謂著想要有更充實生活的強烈需求。因此，兒童創作這幅畫給自己。這幅有故事的圖畫，意涵是不完整的，因為兒童現實生活的周遭環境在這裡並沒有被提及。這只是一個我們如何檢視圖畫的形式與內容的例子，但是我們必須再次強調，對於圖畫的象徵性詮釋總是有一些隱含的層面；像是我們尚不知道的部分，或是潛意識的部分，或者是無法用言語表達的部分。無論是對創作繪畫的人或是對詮釋繪畫的人而言，這都是不爭的事實。

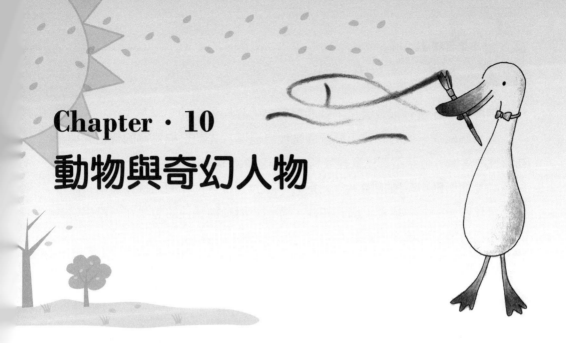

Chapter · 10
動物與奇幻人物

　　大約在三歲或四歲時，是兒童最早開始畫蝌蚪的時期，他們也會開始畫出第一批動物。在這個階段，畫人的圖畫時常像那些動物；事實上，在兩者之間並沒有太明顯的差異，因為動物被賦予人的形式與面部表情。

　　動物特性的階段和植物特性的階段是兒童的發展中最原始的階段（生命＝動物）。我們和動物的關係在誕生之前就開始了，而且來自我們演化的本質，就像胎兒在子宮裡會像一條魚或一隻鳥一樣。本能不只「知道」日常所作所為的知識。我們原始的祖先藉由使用他們的本能學習如何存活，他們看見與了解什麼是危險的，以及什麼對他們而言是有益的。在動物特性的階段，人們（和小孩）與本能的智慧有強烈的連結；這個不再只是期待中的無為階段，而是一個發現與具有活動力的階段。

　　天生的本能在動物特性的階段扮演重要的角色。兒童被動物的本能、固定在人類身上的本能性的衝動協助，像是動物「知曉」牠必須要構築一個巢穴，或必須在面臨危險的時候逃離一樣。數千年來，祖先在自然界存活下來的經驗已經儲存在我們身體的器官與我們的心靈之中，因此，人們（尤其是年幼的兒童）仍然與潛意識的本質相當接近，所以能夠生存下來。兒童仍然處於動物特

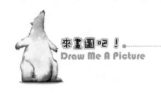

性的階段 —— 在沒有被教導之下就能擁有自然界與動物的知識。

直到四歲或五歲的時候，兒童會發現自己處於先前已描述過的奇幻式與動物特性的階段。這意謂著兒童經驗到動物與自然好像有一個「靈魂」（soul）。兒童輕易地與動物有所接觸。當兒童的年紀與對現實世界的知識逐漸增長時，他們可以區分幻想與現實；儘管如此，奇幻式與動物特性的想法在一段相當長的時間裡持續扮演重要的角色。

10.2　動物的象徵意涵

在格梅林（Gmeling）所著的《媽媽是一隻大象》（*Mama ist ein Elephant*）一書中，描述到關於兒童繪畫的意涵，書中假定兒童從書本或其他像是童話故事、兒童文學與日常的談話之中，獲得他或她對動物的知識（第 47 頁）；然而，它似乎不太希望兒童用智力的方式獲得這些知識，反倒希望這些知識來自我們原始祖先的經驗，也就是能夠引起人們自然地用某些特定方式來反應的集體潛意識。

在這些繪畫遊戲的類型中（或者繪畫一種動物代表你的家庭的測驗），時常過早對兒童周遭環境人們的人格特質下定論。然而，一種動物的象徵意涵是模糊的，因為每種動物對人們而言都有它正向的、負向的，甚至有危險的層面。所有的特質都會用動物的象徵形式表達出來，但是當兒童繪畫某種動物時，也有可能兒童只是想要表達一種特質而已。而且，正如我們在先前章節解釋的部分，象徵意涵不會只有從關於象徵的書籍上獲得，因為許多因素都會影響到象徵的意涵。根據這些考量來看，只提出一幅繪畫的詮釋是不可行的，而採取廣泛且多元選擇的觀點則是可行的。儘管如此，我們必須接受我們無法知道或解釋每件事物的事實，因為象徵也蘊含許多它尚未被知道的層面。

人類與動物的結合可以追溯到我們祖先的儀式與藝術的表達。如果人類的特性被認為非常特別，只能夠用動物來比擬的話，人們會創作結合人類與動物的動物人（man-animal）。最古老的人形動物或動物人的例子是獅身人面像，牠是一個有著平臥的獅子身體與女人頭部的塑像。獅身人面像位於埃及的金字

塔,大約已經 4,500 年了。

　　獅子的身體與女人頭部的結合意謂著女人有強烈的力量;換句話說,也就是有獅子的力量[譯註23]。

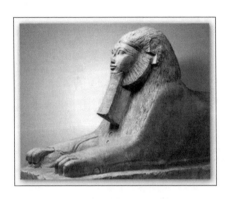

獅身人面像(取自 www.touregypt.net/featurestories/sphinx1.htm)

　　有非常多動物以人的形式出現的例子,像是那些在埃及墳墓中的圖畫與象形文字。動物的特質被表達成神聖的特質,同時具有正向和負向的特質。例如,埃及一位名為索貝克(Sobek)的神,它是河流與湖泊的神,被描繪成鱷魚的頭部[譯註24]。

　　一般而言,在神話故事、古老傳說與宗教信仰中,鱷魚具有危險與吞噬的意涵。其中有個例子是埃及一位名為阿米特(Ammit)的神,祂會吞噬掉那些不被允許進入陰間的亡者靈魂[譯註25]。在烏干達(Uganda),鱷魚被用來測試一

譯註23　在埃及的獅身人面像之中,有一隻名為斯芬克斯(Sphinx)的女怪物,牠擁有會飛的羽翼以及獅子的身軀。傳說當路過的行人遇到牠的時候,牠會叫行人猜謎。如果無法解出謎底者,就會被牠吞噬。

譯註24　索貝克是埃及的鱷魚神。

譯註25　阿米特是埃及神話中的人物,牠是由鱷魚頭、獅子的上半身與河馬的下半身所組成的生物。阿米特會將生前做過壞事的人死後的靈魂吞噬,被吞噬的靈魂將永不得安息。因此,阿米特代表的是真理、公平與秩序。

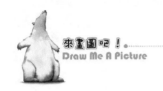
個人是有罪的還是清白的。被控訴者會被帶到一條河流，並被強迫涉過這條河流；如果他被鱷魚攻擊，表示他是有罪的。

在現實生活中，鱷魚真的是一種危險的與吞噬的動物。但鱷魚母親也是一種會耐心在巢穴中保護鱷魚蛋好幾個月的動物，一旦鱷魚蛋孵化之後，鱷魚母親會用嘴巴啣著小鱷魚到水邊，之後的幾個禮拜裡，鱷魚母親會保護小鱷魚免受傷害。因為這個原因，在一些非洲與南美洲的神話與文化之中，鱷魚也被視為是繁殖力的象徵，它代表著正向的母性層面。

當兒童在「用一種動物代表你的家庭」的繪畫遊戲中，將他或她的母親繪畫成一隻鱷魚時，可能想要表達母親是危險的與吞噬的，但這也可能是有一個（過度）關心的母親提供安全感與保護的表達；也有可能是兒童有時候經驗到吞噬的母親，而有時候經驗到保護的母親。正向的與負向的感覺會交替出現或者同時存在；動物特別會包含這些矛盾對立的特質，這也是為什麼動物在我們老祖先的情緒中扮演相當重要的角色，以及這些動物再次對小孩們造成影響。

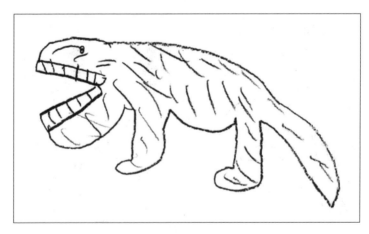

鱷魚（八歲大女孩所畫的圖）

所有遠古時期的人們都有穿得像某種動物的習俗，藉此顯示他們擁有這些動物的特質。

我們的祖先會遇見威脅他們的動物，但是他們也為了生存而打獵。人們與

動物有自然的關係；從母牛及山羊身上取得的乳汁、小雞或小鳥下的蛋，以及魚均可以被人們當作食物。動物也共享家庭，被人們寵愛與信任而成為兒童的玩伴。動物會幫助人們，例如協助農事或者運輸重物。當然，也有許多像是海豚、鯨魚或烏龜拯救人們生命的動物故事。

容格指出，身體的器官像是一個博物館，具有長期演化的歷史，當中蘊含了數百萬年來與動物生活的經驗。遺傳學已經發現並確信容格關於集體潛意識的理論的事實。一位任職於牛津大學分子醫學研究所（Institute of Molecular Medicine in Oxford）名為布萊恩·賽克斯（Brian Sykes）的遺傳科學家，在他所著的《夏娃的七個女兒》（*The Seven Daughters of Eve*）一書中便指出：「**我們身體裡頭的每個細胞均蘊含著來自於一位生活在七萬年前的義大利女性的遺傳物質。**」

與動物接觸對我們祖先本能的發展而言是重要的。我們現在可以了解，為什麼年幼的兒童會對動物有明顯的偏好。在動物特性階段的兒童特別會被動物所吸引，這個階段也是兒童本能發展的重要階段。動物幫助兒童接觸到他或她自己心靈中所擁有的本能性特質，隨著兒童逐漸意識到他或她的意志，這些本能會被結合在人格形成的歷程之中。在朝向成為意識的歷程中，個體的意志是在較高知性的順序上發展，並且只有在本能性的反應已經被類化之後才會開始存在。

如果我們想要獲得一個處於擔心害怕狀態的幼兒的信任，我們時常會使用動物，像是泰迪熊或是活生生的小白兔。兒童會很快地了解與信任動物，但是比較慢了解與相信其他人。那些與困難兒童個案工作的人也指出，當使用動物作為一種媒介物時，能夠與這類的兒童進行較深入的接觸。在美國最近的一個實驗裡，有閱讀問題的兒童在閱讀的時候給他們一隻小狗，他們閱讀成績的水平會戲劇性的增加[參考《今日佛羅里達報》（*Florida Today*），2003 年 5 月]。我們因此了解到為什麼兒童在繪畫時會將動物畫上人類的特質：他們之後會讓動物微笑與說話，而且他們會賦予動物人的外表。

為了理解動物在繪畫中較深層的心理意涵，我們應該考量到兒童所「知道」的源自於本能的動物行為。當然，有飼養兔子、小貓或小狗的兒童對這些動物

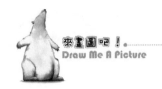
會有特別的經驗與感覺。此外，兒童時常對能夠滿足某些本能需求的動物有自然的偏好（像是嬰兒喜歡「咩～咩～」叫的綿羊，有強烈慾望的學步兒喜歡「吼～吼～」叫的老虎）。

10.3　填充動物是過渡性客體

　　泰迪熊是一種流行的填充動物，也是許多兒童的最愛。一位小名為「泰迪」的美國總統希歐多爾‧羅斯福（Theodore Roosevelt）承諾在他打獵探險期間不會獵殺熊之後，泰迪熊成為一個成功的商品。此外，熊（特別是棕熊）被視為是用牠的生命保護幼熊的原始母親。然而，在另一方面，歐洲人因為熊有長的手爪與腳爪，而將牠視為是一種對人們福祉有威脅的象徵；儘管在當時沒有很多的棕熊在歐洲自由地漫遊，歷史卻已經告訴我們，棕熊在有足夠飲食的條件下不會對人類產生威脅。然而，在北美洲與阿拉斯加，黑熊仍然是非常危險的動物。這可以解釋為什麼你很少看到兒童玩黑色的泰迪熊。在沒有被警告的前提下，兒童會知道大多數的黑熊是會攻擊人們的危險動物嗎？那麼它不只是一個巧合，很少有看起來像大人的大黑熊被販售，然而，你卻可以買到小黑熊，因為牠們尚未具有危險性。一隻棕色（或白色）的泰迪熊通常是正向母親的象徵，因而被製作成一種代替母親的填充玩具。

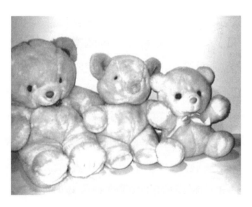

填充玩具泰迪熊

溫尼考特研究過渡性客體（transitional object）的意涵，過渡性客體是一種兒童會緊抓住當成是他或她的母親的紀念品。這個客體可能是一個填充玩具，但也可能是其他某種柔軟的物品，像是衣服的一小角或是一件毛毯。從智力上來說，兒童從幻想中轉換到實際層面；換句話說，兒童仍然在潛意識的樂園之中，但已經逐漸開始意識到恐懼與遺棄的感覺。

10.4 為什麼（填充的）動物能夠帶來幫助

眾所周知的一個事實是，針對早年遭遇創傷經驗的兒童之治療性歷程中，在兒童已經被修復的健康自我的發展過程，可能會經驗到退化的現象 [參考恩斯特·克里斯（Ernst Kris）在 1952 年出版的《用藝術進行心理分析的探索》（*Psychoanalytic Explorations in Art*）一書]。有一個象徵性退化到較早階段的現象。在治療性歷程中（像是沙遊治療），當兒童退化回動物特性的階段時，我們可以看見這種現象。兒童之後會玩像是鴨子、魚、蛇與海豚等水生動物的玩具，這些動物與兒童最早的生命階段（也就是兒童在子宮內游泳的狀態）相符，而且胎兒的發展非常像水生動物的發展。這些水生動物引導兒童邁向下一個階段發展，也就是出生與獨立的呼吸及生存。在治療中，這類的階段可能會被稱為是「再生」（rebirthing）。退化不會剛好發生也不會被強迫發生。專業的知識與督導是需要的，否則兒童將無法度過動物特性（或其他退化）階段而成長。總之，這類的歷程會以原始人類的本能（動物特性階段）出發，藉由與大自然、樹與果實（植物特性階段）接觸，進而與他人建立關係（社會與集體階段）。

所有的這些歷程會在治療性（沙遊）歷程中被看見。它們是兒童邁向健康人格發展必經的正常階段。我們在先前章節已經看見兒童繪畫中的這些階段。如果兒童在某個發展階段中出現停滯或類似的現象，這個兒童可能必須回歸到這個階段重複這樣的經驗（例如運用遊戲或一些其他表達的形式），健康的發展歷程才能夠接著發生。我們稱這個現象為：「退化是自我的修復」。

但是動物也在兒童健康的發展中扮演重要的角色。如果兒童在他或她某個生命的階段表達對某種動物（活的或是玩具）有偏好，如果我們知道更多關於

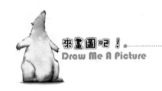
這些動物的象徵意涵，我們能夠更深入地了解兒童。此外，如果我們知道某一動物的象徵意涵及特質（本能），而且其意涵與特質符合兒童的需求，我們有時可以較有意識地給予兒童動物或玩具。

身為一個成人，我們時常藉由學習與研究來發現動物的自然背景，因為在生命的歷程中──特別是在最近的世紀，人們彷彿喪失了自己與生俱來的對自然界的知識。生活在現代的城市中，很難有機會接觸到動物天然的棲息地，因而使得人類與大自然相關的發展變得貧瘠。科技與對自然環境的開發結束了自然環境；人類與動物不再能夠生活在一起，導致那些對人們朝向意識發展有幫助的原始自然環境很難被保存下來。而且因為自然資源很快地在短時間內用盡，許多物種已經從地球上永遠消失了。

在前面的段落中，我們已經討論到動物對本能的發展有多麼重要。如果人們不再有接觸動物的途徑，將會有本能無法被知道並有被抑制的危險存在。這些動物的本能將會潛入下意識，使得它們會有突然引起劇變的危險。就以目前相當流行的恐龍為例；因為恐龍骸骨與化石的發現，人們已經開始對這些人們從未共同居住過的動物產生幻想。在 1980 年代，朵拉・卡爾夫（Dora Kalff）告訴我們，她預測恐龍將會用某種方式重新回來，因為現代人們已經喪失與自己原始本能接觸的能力。在 1990 年代，有許多關於恐龍重新回來的有趣電影與故事出現。「侏羅紀公園」（*Jurassic Park*）便是一部以人類遇見偷偷存活下來的恐龍為主題的電影，其中代表著人們對於面對古老的、本能的與毀滅的力量的恐懼。（用遊戲、電影或繪畫）接觸這些恐龍便是一種對這類恐懼的象徵性表達。

檢測兒童在某個階段與恐龍遊戲的內容是有價值的。兒童可能必須去處理一些舊的衝突（也許是介於自己與父母之間，或是介於父母與祖父母之間的衝突），以及一些未知的恐懼或是某些威脅性的恐懼（像是生病或失落）。有經驗的（沙遊）治療師指出，如果兒童時常與恐龍遊戲，或是對恐龍著迷，這時常意謂著這個兒童對某些事物所帶來的巨大威脅感到不知所措，也就是他或她有某種害怕的感覺，或是對很久以前的原始感覺產生連結。

我們可以辨識出那些在童話故事中被描述成會幫助英雄或女英雄的動物的

意涵。當中有較深層的心理意涵是：當面臨好與壞的衝突情境時，動物知道該走哪條路會比較好；這意謂著關鍵的因素是我們的動物性本能。試著想像一下動物不再能夠幫助兒童了解他們的本能，兒童之後將要如何學習動物所代表的溫柔的、支持的、危險的、攻擊的，或是有益的力量呢？如果我們失去與動物接觸的機會，之後所有的動物（所有的本能）將會持續以我們未知的與令我們感到恐懼的方式存活下來，就像是恐龍對我們一樣。

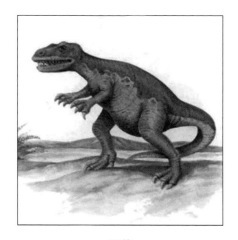

恐龍

10.5 奇幻人物的意涵

　　兒童用想像力構成富有豐富色彩的奇幻人物可能會出現在兒童的繪畫之中，這些人物時常取材於童話故事（或流行的故事書或電視影集），而且時常可以追溯到神話故事中。在第三章，我們依照兒童繪畫的發展，透過人物、動物、樹和太陽的繪畫，從非象徵性的形式與顏色，到更多細節的描繪，進而能運用透視圖的方式繪畫。

　　兒童繪畫中的場景會取材於日常生活、幻想與夢。如果我們對我們的夢進行思考，我們便會了解能夠被幻想的事物是沒有任何限制的。源自於前語言階段近乎抽象的非具象繪畫，很少有敘事性的內容。大約從六歲開始，兒童神話

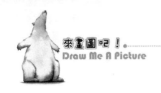
世界的重要性逐漸被現實事物與兒童所處的現實世界的光芒所覆蓋。智力變得愈來愈重要，在前語言時期的普遍性繪畫給予兒童更多對現實事物詮釋的管道。兒童使用寫實的與自我發明的人物與物品來表達他們的幻想。

在繪畫、書與故事中出現的幻想人物，對特定年紀的群體有強大的吸引力。近十年來，已經有上百種的奇幻人物被銷售，其範圍從漫畫書的人物遍及迪士尼影集、電視影集與電腦及卡片遊戲的人物。其中許多奇幻人物非常流行，因為其中蘊含著創造者在創造過程中，有意識或潛意識地使用深層的象徵意涵[例如星際大戰（Star Wars）或神奇寶貝（Pokemon）]。在過去幾年，許多玩具廠商已經逐漸形成不只使用奇幻人物，也使用取材於現實世界（或是複製現實世界）的塑膠製品、石頭或陶器的風氣。在成人世界縮小版物件之始祖起源於娃娃屋及錫製的士兵。但是幾乎目前世界上的每件事物都會以物件的形式存在，其中許多是由中國大陸製造。

在某些治療形式之中（特別是沙遊治療），會大量使用這些小物件以提供兒童表達他或她的奇幻世界的可能性。沙遊治療不僅用像是房屋、樹、汽車以及各種人物與動物等真實世界的物件，也使用知名的童話故事與時下流行的漫畫或電視影集的人物。藉由使用這些物件與一個特製的沙盤，兒童可以對他或她的幻想創作一個立體的影像，這個影像可能是驚嚇的、混亂的、破碎的、刺激的、想像的、夢幻的或真實的，而且這個影像可以描繪出來自於過去或現在的幻想或真實的場景。治療師應該能夠了解這些影像的真實性與象徵性內涵，並且在治療歷程中引導這些影像。這裡必須提醒的是：沒有經過沙遊訓練或體驗過沙遊就去蒐集物件並將這些物件擺在沙盤中，希望上述的治療性歷程會自然發生是不負責任的。沙遊治療是一種會對兒童心靈深層（以及那些經歷過此種歷程的成人）產生影響的治療方式，這個歷程對心靈的影響已經被深入的描述在卡爾夫（D. Kalff）所著的《沙遊：通往靈性的心理治療取向》（*Sandplay, a Psychotherapeutic Approach to the Psyche*）一書之中。

但是，在觀察兒童玩什麼遊戲時，我們不需要成為一個專家或治療師。當兒童在一個健康正常的環境中遊玩時 —— 無論是在家裡或是在學校，身為父母或是教師的我們，最好能夠明白我們是否知道更多關於兒童使用某種奇幻人物

的背景與意涵。了解兒童是實際的，因為我們可以感覺兒童的感覺。如果某個兒童特別對某個遊戲或人物感到著迷，我們可以試著與這個兒童一起發現這個人物象徵著什麼、這個人物屬於什麼情緒，或是這個人物能否與神話及童話故事產生連結。藉由檢視共通的原型以及這類遊戲或人物的象徵性與個人意涵，我們可以試著發現這些答案。

在接下來的段落中，我們將會說明一些一再出現在童話故事、寓言故事、書籍、電視影集與電腦遊戲中的奇幻人物的例子，這些例子只是我們周遭環境中許多奇幻人物的一部分；這些例子以外仍然有許多奇幻的人物，但是這些例子告訴我們這類人物的確切象徵意涵為何。我們可以試著發現這些原型的人物，這些原型會在各個時代被發現，但是會以不同的外貌或是形式出現，儘管如此，這些原型卻會有相同的內容與意涵。

在搜尋這些奇幻人物的象徵意涵時，我們總是會遇到矛盾對立的意涵。然而，矛盾對立的意涵不會總是屬於正向的或是負向的一方。這是因為象徵意涵的界限並非完全固定不變的；它們會彼此交織而成，就像陰陽（男性－女性）中黑色與白色的象徵性，也就是在黑色區域會有白色區域存在，在白色區域也會有黑色區域的存在。

1. 小精靈

小精靈是特別吸引四歲與五歲女孩的奇幻人物。很自然地，小精靈非常可愛，但是他們也像兩歲大的學步兒會在某個時候展現他或她是可愛的，也會藉由生氣或是任性的方式獲得自己想要的東西。

小精靈總是可愛的，但也是過於純真的，而且她們總是微小的。小精靈的其他代表是有理想外表的芭比娃娃。芭比娃娃不僅是兒童的理想（我想要成為最可愛的與最漂亮的），也是父母認為孩子最好與芭比娃娃相一致的理想。兒童可能會認為「我的爸爸與媽媽認為我應該是可愛的與完美的」，但是他或她可能也會認為「我不是可愛的與完美的，但是我想要變成那樣」。

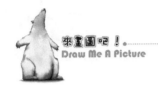
我們可以決定小精靈與芭比娃娃是扮演補償或是支配的角色。時常畫小精靈，或是蒐集小精靈，或是想要成為小精靈的兒童可能會逐漸迷戀這些小精靈的特質。在某個時刻，我們應該探究兒童是否在情緒上投入過長的時間在小（女孩與）精靈的世界中。在這樣的狀況下，兒童必須被幫助與被刺激往他或她的發展方向成長。如果兒童扮演小精靈的時間過於頻繁，也可能是兒童比他或她的實際年紀過於純真或可愛的象徵。

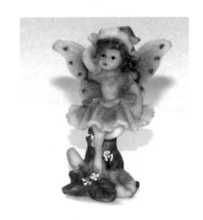

2. 仙女

如果我們在繪畫或遊戲中看見仙女，我們通常會認為仙女是好的、是一個會幫助人們的人物。但是也有那個時常會被遺忘、會對人們施下邪惡咒語的壞仙女。

每個在童話故事中的好仙女都必須要對付充滿嫉妒、不請自來的那個壞仙女。她是那些不被期待的事物發生的源頭[例如，《睡美人》（*Sleeping Beauty*）故事中的那位壞仙女]。好仙女教導兒童擁有願望並將它們表達出來是好的，壞仙女則教導兒童他們無法總是靠自己達成願望。好的與壞的仙女是好的母親與壞的母親的代表物。這些不是評估現實

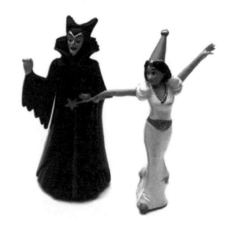

生活裡個人母親的效標，但她們卻是代表兒童所經驗到的保護、照顧、養育等正向與負向的感覺。「壞仙女的感覺」幫助兒童從他的父母中獨立出來、接受失落或逐漸變得獨立自主。

如果某個兒童時常玩仙女遊戲，我們可能會思考兒童的願望是什麼。是環

境需要改變嗎？好仙女會對兒童所沒有的事物進行補償嗎？也有可能是兒童必須學習他沒辦法總是獲得想要的事物。我們有時候會看見有創傷經驗的兒童玩壞仙女遊戲，我們可能會認為兒童正在表達他生氣的感覺，但這也可能意謂著壞仙女正在幫助兒童接受事實（他無法獲得他想要的事物）。這個內在的負向感覺會對兒童健康的發展造成很大的破壞力，因此可以用能夠表達這個意象的壞仙女將這個感覺投射出來。而且就像本書一直提及的，表達感覺或是給予表達感覺的管道會對心靈產生療癒性的效果。

3. 巫婆

巫婆無論是在男生或女生創作的繪畫中都時常被發現。這個意涵可能會出現在那些剛好和母親有些爭吵而想要把母親描繪成像老巫婆的兒童的現實情境中。

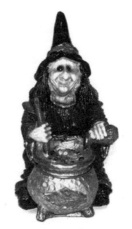

在某些時刻，每個兒童都會經驗到原型的負向母親，也就是那股想要讓兒童一直保持幼小與依賴的力量。巫婆也象徵著想要對某個人的懶散讓步的感覺，也就是兒童會有那種想要吃很多糖果與蛋糕的感覺，而在這之後，巫婆就會把兒童吃掉。兒童必須學習形成自己的選擇，而且用計謀打敗巫婆之後才能夠更進一步的發展[參考《糖果屋》（*Hansel and Gretel*）的故事]。這個童話故事包含女性[女主角格萊特（Gretel）]與男性[男主角漢賽爾（Hansel）]的特質。

巫婆也象徵著對自然、草藥與劑量有特別知識的智慧老女人，她也知道什麼東西是有毒的，而且能夠把一個人變成石頭（也就是無法成長或失去感覺）。

另一方面，有智慧的好女人會幫忙打破詛咒。總之，巫婆是一個特別的人物，我們必須去觀察巫婆可能在何時接觸兒童，或是兒童在什麼時候需要遇見巫婆。但是，只有那些邪惡的巫婆最後會以被丟入滾燙的熱鍋中，或是被丟到佈滿釘子的山丘為結局時，我們才能夠藉由閱讀童話故事幫助兒童。一些童話

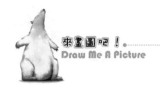

故事會給予巫婆第二次機會（藉由一系列的對話或是含糊的諾言），但是原本的那個巫婆（也就是舊的情緒）確實有必要被處理，否則，兒童將永遠無法在好與壞、停留或離開之中做選擇；他或她將會維持在邊緣地帶，而且將無法有明確的結局。

　　一個為巫婆所著迷的兒童可能與他或她個人的母親有衝突。然而，這個衝突也意謂著成長的必經階段與保持距離。這個有智慧的老女人（住在森林裡，並且知道自然界的祕密）也意謂著兒童需要接觸自然，並且保有與五到十歲之間的兒童發展相符合的魔法與奇幻式的思考。如果一個已經超過奇幻思考階段的年長兒童仍然對巫婆感到著迷，當中可能暗示著有一個來自奇幻思考階段未被解決的衝突。繪畫巫婆或玩巫婆遊戲意謂兒童一而再、再而三地面臨到這個人物，而我們能夠嘗試藉由觀察巫婆是幫助兒童朝向下一個發展階段邁進，或是兒童需要用他強而有力的特點來擺脫巫婆等面向來幫助兒童。

4. 魔法師（巫師）

　　那些很難接觸的兒童或是拒絕嘗試與他人互動的兒童通常展現較少的情緒。魔法師在這裡是一個合適的人物，因為魔法師是一個隱居在城堡或是山頂上不露面的人物，但是儘管如此，他卻是一個擁有比拜訪他的人更高權力的人，因為壞的魔法師能夠施咒語，並且把人變成石頭。相反地，像是梅林（Merlin）這類好的魔法師擁有智慧，但只願意和那些與他一起旅行的人分享智慧。魔法師的原型與象徵意涵表明著兩者的特性。

　　一個感到孤獨的、冷漠的或沒有情緒的兒童，可以藉由與魔法師遊戲（或是扮演魔法師）獲得幫助，因為他擁有相同的特質。身為父母，我們可以藉由嘗試了解兒童已經（暫時）建立起友誼關係的這些奇幻人物之正向與負向特質來幫助兒童；我們也可以藉由閱讀兒童童話故事中魔法師所扮演的角色[像是亞瑟王（King Arthur）或哈利波特（Harry Potter）]來協助兒童。

　　魔法師會成為感到孤獨的兒童的特別朋友。因為這些兒

童被拉進自己的世界裡，他讓別人變得沒有權力，因此他總是比別人多出一個無形的力量。我們可以試著藉由傾聽這些兒童的「智慧」來幫助他們。

5. 小矮人

　　小矮人是特別吸引兒童的奇幻人物。小矮人是一群住在森林裡的男人，他們的工作是在地底下採礦尋找鑽石。小矮人所執行的任務是幫助那些無法自己工作而需要被協助的人；他們具有創造力與發明力。兒童（與有直覺力的成人）能夠聽見小矮人的聲音，因為小矮人代表的是直覺力的細微聲音，它能夠告訴你什麼應該做而什麼不應該做。與自然的連結是小矮人最具特色的特質。但也有總是喜怒無常而令人憎惡的小矮人[例如在《白雪公主與七個小矮人》（*Snow White and the Seven Dwarves*）故事中名為愛生氣（Grumpy）的小矮人]。根據法蘭斯（M. L. van Franz）的說法，這些易怒的小矮人是創造力的陰影面。如果一個人不能夠表達創造力，他將會變得壞脾氣與易怒[參考德國沙遊治療期刊（*Zeitschrift für Sandspieltherapie*）第 13 冊]。我們也會在藝術家發現自己於創造歷程中處於一個不確定的階段時，遇見這些易怒的小矮人。「什麼將會被創作出來」這個常見的問題將會導致他們生氣地離開。

　　在發展上接近改變歷程的兒童也會經驗到這個不確定的階段。在治療性的歷程中，我們會在兒童出現準備改變行為與情緒的跡象時看見這個歷程發生。這個歷程時常伴隨著易怒的階段，也就是治療師提及的「抗拒」（resistance）。

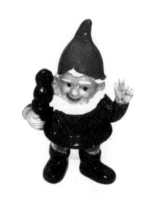

　　小矮人在今日的世界中再度獲得許多關注並沒有什麼好驚訝的。在大多數標榜科技化與過度開發的西方國家，小矮人會在各種花園中被發現，範圍從英國郊區的連棟房屋遍及瑞士、美國與加拿大的大別墅。這個現象可能是世界上的人們需要保持和自然界以及人們該擁有的創造力層面進行接觸的跡象。

　　兒童與小矮人屬於同一類的人。兒童與小矮人都會遊戲、跳舞，而且玩得

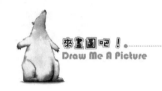

很開心。我們告知兒童自然界的奇妙之處，並教導他們花朵、樹木與動物的名稱。我們帶領兒童探索偷偷為我們工作的小矮人。如果我們藉由讓兒童在即興創作與愉悅的心情下，以自己的方式處理事情，教導兒童聆聽自己所擁有的「內在本質」（own nature），小矮人便存在。這意謂著我們必須賦予兒童自由，也就是我們不應該在創造過程中制訂太多的規則，而是應該讓兒童發現他所擁有的創造力。

生氣的小矮人確實需要一些支持，而且可能需要協助（但是在童話故事中，生氣的小矮人從來不會心存感謝）。在大多數的例子中顯示，通常最好給予兒童一個寬廣的位置，讓他「自作自受」（stew in his own juices）。

6. 小丑

我們最後談論的人物是小丑，他是一個戴著矛盾面具的人物，因為他在同時間微笑與哭泣。他為世界帶來歡樂，而且他的行為舉止像個笨蛋。然而，他同時也是人們對自己的反映。小丑屬於愛開玩笑的、逗弄的、喜劇的、滑稽的類別。

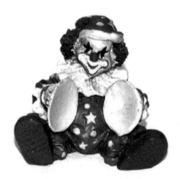

小丑代表著人們覺得自己是與眾不同的原型，這是一種因為他與周遭的人沒有正常的關係所引起的孤寂感。小丑意謂著一個不被喜愛的感覺。他提供別人娛樂，但是卻隱藏自己所擁有的情緒。一個與小丑遊戲的兒童可能是感到孤獨的、被排擠的，或是在與周遭的那些人接觸時是有困難的。這些兒童時常善於覺察他人的弱點，他們可以輕易地模仿他人，並且取悅別人，但他們卻很少表現自己所擁有的情緒。這類的兒童可以藉由讓他表達自己所擁有的情緒而獲得幫助。他或她必須學習處理難過與愉悅、權力與無能為力。這些感覺應該被經驗，而不應該變成兒童要戴上面具與小丑玩遊戲。

小丑也告訴我們不應該把生活看得太認真，而是應該學習享受歡樂，並且用幽默來看待小事情。小丑也教我們應該將人們的錯誤、過失與賣弄放進個人

對事物的看法之中。

在現在的醫院裡，時常會用小丑充當「臨床歡笑治療師」（clinic-clowns）的方式，拜訪與娛樂那些有嚴重疾病的兒童。馬戲團的小丑是一個像鬼般的人物，因為他有白色的臉、大紅的嘴巴與黑色的眼睛，因而被連結到死亡。但是，他有一雙超出尺寸的鞋子可以讓他穩固地站在地面上，不用害怕任何事物。在醫院的兒童病房中，小丑確保那些令兒童恐懼的嚴重事件，像是手術、痛苦萬分的治療等，會以像是玩笑的方式被化解掉。

（本章照片中奇幻人物的高度大約介於 5 到 8 公分之間，是作者蒐集來進行沙遊治療的部分物件）。

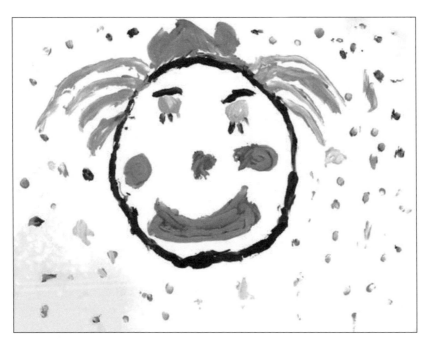

小丑（八歲大男孩所創作的圖）

用這樣的方式，兒童會賦予他們的繪畫或遊戲象徵的訊息。他們會自問自答。

奇幻人物是流行的與受兒童歡迎的，因為許多關於它們的電視影集、電腦

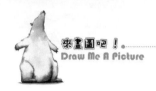
遊戲或書籍都論及原型的感覺。事實上，騎士、女王、印第安人、風中奇緣
（Pocahontas）與阿拉丁（Alladin），以及那些較現代的神奇寶貝（Pokemon）、
金剛戰士（Power Rangers）、哈利波特（Harry Potter），在這些流行的故事中
均扮演重要的角色。

　　如果我們能夠欣賞這些象徵性語言的深入意涵，我們將可以分享兒童的感
覺。動物與奇幻人物提供自我意識成長歷程中必要且具有幫助的原型。而這些
原型不只會在圖畫中發現，也會在各種遊戲、故事、音樂、舞蹈與日常生活中
呈現出來。如果我們自發性地像兒童一樣遊玩，我們將可以再次從兒童身上學
習到這些原型。

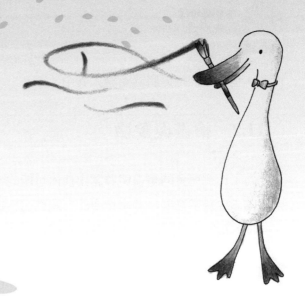

Chapter · 11

詮釋繪畫

11.1 學習觀察兒童的繪畫

為了理解兒童繪畫的象徵意涵，我們在先前的章節已經深入地探討兒童繪畫的一般性與廣泛性的發展。我們已經試著說明某個階段的兒童所創作的繪畫的象徵。一旦了解繪畫的意涵之後，一幅圖畫可以提供周延的診斷輔助，但這並不是主要的目的，也是不可能達到的。個人的經驗、文化與家庭環境以及生理的因素，也扮演重要的角色，這些都會表達在繪畫之中。這些因素中的一部分是已知的，其他部分則是未知的，也有一些仍然在下意識的領域中。無論是身為繪畫的創作者或觀賞者，我們都無法完全探測到下意識。

繪畫不是一個測驗，而是一種**溝通的方法**（means of communication）。先前的章節已經協助讀者深入了解兒童繪畫（與兒童遊戲）的發展階段，以及這樣的發展與心靈成長之間的關係。跟隨兒童的發展是一個豐富的經驗，它能夠帶給我們接觸人類創造力的來源。如同兒童一樣，我們曾經追隨祖先的路線，而且我們在兒童的繪畫中再次確認出這個部分。兒童的發展是人類史前時代歷史的反映，作為下一個世代的一份子，兒童的個人發展以及所有的兒童將會對人類的歷史有所貢獻。兒童在他或她的繪畫中**敘說某些事物**，而我們可以使用這個語言所表達的廣泛性與象徵性意涵來「了解」兒童的敘說。這個語言沒有

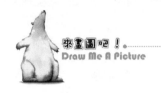
話語，但是我們可以將話語融入其中。

11.2　繪畫與象徵

為了理解兒童的繪畫與確認出任何可能的特別象徵，熟悉兒童生命中每個階段的**正常**繪畫發展是非常重要的。我們已經探討了兒童繪畫的**普遍性**發展。在先前的章節，我們討論過包含沒有邊際、橢圓形、螺線形與圓形等最初繪畫的意涵。之後，我們看見兒童開始藉由繪畫人物、動物、樹與房屋來描繪他或她的世界。顏色、形狀與故事會以幻想與現實相互交替的形式出現在紙張上。

繪畫的意涵被以兒童的年紀為脈絡進行探究，而且伴隨著心理上的發展。身為父母、教師、照顧者與治療師，如果我們能夠辨識出如同兒童繪畫中所反映出來的廣泛、正常與健康的心靈成長，我們可以較完善地了解兒童。只有在此之後，我們才能覺察到某件事物可能是不尋常的個人象徵，以及那些脫離生命某個階段的軌道或不合適的象徵。影像的語言是一種視覺的語言；為了獲得深入的理解，我們必須觀察。我們知道這個影像的語言，因為我們還是兒童時也曾使用過它，儘管我們從來不會把這個語言融入話語之中。

我們有時候會覺察到某幅圖畫在述說一些關於某個兒童以及他或她個人環境的內容。當我們觀察兒童的圖畫時，我們可能會看見引起我們注意的象徵，這些象徵在先前的章節中已經深入探討過。當然，在觀察兒童圖畫時，我們個人的感覺是重要的，但它們反映出我們自己的經驗與感覺，而且可能和兒童的經驗與感覺不一樣。

嘗試去發現繪畫中某個隱藏的訊息不是必要的，某種程度來說也是不正確的。重要的是，我們不能給予兒童我們比他或她知道更多有關於繪畫意涵的印象。然而，我們可以展現我們的了解以及我們願意了解的意願；兒童可以感覺到，因而可以不再需要用話語或解釋來表達他們自己。一位名為珍·史娜達·寶鈴（Jean Shinoda Bolen）的容格取向分析師曾經指出：我們可以用「綠拇指」（green thumb）來觀察繪畫，進而嘗試看見繪畫中所有的內涵，或者我們會用「黑拇指」（black thumb）來觀察繪畫，因而只看見負向的事物。

11.3　學習系統化的觀察

　　我們可以使用各種方法論以系統化的方式探究一幅圖畫。特別是那些不習慣用這樣的方式觀察影像或繪畫的人，可以從這種系統化的分析練習中獲得裨益。儘管我們也許能夠說出許多關於一幅圖畫的內容，還是應該避免做任何決定性的評論，因為即使在進行最後評估時，我們也應該尋找其他的可能性，以及探究那些只有兒童本人知道的（有時候是潛意識的）答案。我們不需要用我們的觀點去面質兒童，因為答案可能無法融入語言中探討，它仍然是未來式。也就是說，繪畫只是部分的發展歷程，我們不需要藉由實際教導兒童畫一個圓形以幫助兒童，兒童必須靠自己去發現這個部分！然而，我們可以創造一個環境協助兒童進行這個發現；例如，藉由使用圓形或是一顆球進行遊戲，或是藉由與它們一起跳舞的方式。

　　針對影像的分析無法產生最後的評估，但是它會引導我們去調查是否有問題存在，以致於我們可以試著提供兒童協助。例如，我們可以給兒童符合當時心理成長階段的特定玩具，協助兒童發現自己（例如創造性的媒材去創造秩序、去弄亂它們、去與它們戰鬥等）。

　　當然，我們會對圖畫產生第一印象，當我們觀察圖畫時會有這個感覺。這個第一印象是由我們在前語言期、潛意識，以及我們自己的主觀層面所引起的感覺與直覺所造成的。這些機能的重要性已經在本書中做了討論，因為當中存在著記憶失去作用的危險性，也就是這些印象可能是我們自己的投射而不是創作繪畫的那個兒童的想法。

　　一旦我們決定繪畫的主題，我們會檢視當中的細節，並且嘗試發現它們之間可能的連結。我們必須熟悉兒童的真實情境，以及他或她的家庭情境。我們也必須將兒童心理的發展階段列入考量。我們不只要觀察繪畫的表面，也要觀察人物、顏色、形狀等等的象徵意涵。如果我們辨識出這些象徵，以及檢試它們的意涵，我們就會更清楚地看見更深入的意涵。如同先前所描述的，沒有任何精確的法則或是字典可以解釋這些象徵的意涵，但是這些象徵的知識將可以

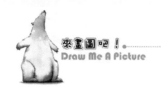
幫助我們對它們的意涵獲得更深入的了解。如果某個兒童自發性地創作一幅圖畫，他是從他的潛意識來做這件事的。詮釋可以幫助我們辨識出象徵，這不只對治療師與照顧者而言特別重要，當然也是父母親了解自己小孩的最佳途徑之一。

來自各種治療學派的系統可以幫助我們以細節的方式去檢視一幅繪畫。它們可以幫助我們去分析一幅圖畫，而且也可以賦予我們呈現一個系統化分析的架構。這些不同的學派是：

1. 分析心理學，特別是容格的類型學（typology）；
2. 藝術的歷史以及帕諾夫斯基（Panofsky）的四階段理論 [圖像學（iconology）]；
3. 創造性治療與克里費斯（Kliphuis）的訴諸分析（appeal analysis）；
4. 象徵意涵的研究。

1. 容格的類型學

類型學的理論是容格在他所著作的《心理類型》（*Psychological Types*）一書中所描述到的概念。根據這個理論，人們擁有四個不同的心理功能：

1. 思考（thinking）；
2. 知覺（observing）；
3. 感覺（feeling）；
4. 直覺（intuiting）。

思考與知覺是看見事物的原貌而不會看見額外的部分。感覺與直覺也會看見這些同樣的事物，但是它們會額外使用更多的層面，以及創造那些可能存在某事物中但尚未被意識觀察到的可能性。通常這四個功能的其中一個會在個體身上強烈發展，之後會成為個體對世界形成獨特觀點的主要功能；而其他三個功能則是扮演支持的功能。這四個類型的功能會被深入分類成外向（以朝向外在世界為方向的）與內向（以朝向內在世界為方向的）。深入的討論這些理論

不是本書內容的主要目的，但是這些基本原則可以讓我們使用在對兒童繪畫的研究上。在觀察這些繪畫時，我們可以藉由轉化的方式使用下述四個功能：

思考：知道兒童發現他自己的發展階段；

知覺：觀察一幅圖畫的細節；

感覺：經驗我們所擁有的情緒（愉快的或是不愉快的）；

直覺：潛意識地觀察與思考。

前兩個功能是對事實的探究，但是後面兩個功能具有較多的主觀性。如果一幅圖畫製造出悲傷的感覺卻沒有某個引起悲傷的事實，或是圖畫的內容中沒有悲傷的事實，這個人會被質疑的是，圖畫應該是考量自己的感覺的。但是主觀的詮釋必須謹慎表達，因為我們可能會將自己的感覺投射在兒童身上。只有當觀看畫的人了解並承認他或她自己的感覺，而非投射這些感覺在兒童身上時，觀察者所擁有的直覺才不會對兒童產生移情的影響。

2. 階段論與圖像學

另一種客觀觀察繪畫的方法是源自於圖像學的方法；圖像學是一種致力於研究藝術的深入意涵與內容的科學分支。一位名為埃文‧帕諾夫斯基（Erwin Panofsky）的藝術史學家發展出一個分析藝術工作的理論，這個理論主要由下列四個階段組成：

1. 抽象是我們看見的每件事物的總結（沒有將這些事物全部的細節進行任何連結）；

2. 為主題命名（將我們所觀察到的細節進行連結）；

3. 藝術工作較深層的意涵或內容；

4. 探究何以物品會被創作成呈現出來的樣子，以及藝術家的意圖是什麼。

這個分析影像或繪畫的取向，特別適合用來研究那些蘊含特定主題或敘說一個故事的兒童繪畫。藉由像是觀察一個知名的藝術作品，並分階段回答上述問題的方式來練習這個取向時常是有用的；此類分析的良好範例可以在圖像學

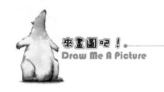
的文獻中發現。在帕諾夫斯基所著作的《圖像學的研究》（*Iconological Studies*）一書中，他提供略羅夫・范・史達坦（Roelof van Straten）從圖像學的角度針對維米爾（Vermeer）所創作的一幅名為「拿天平的女人」（*Woman Holding a Balance*）的畫作進行分析的例子，其中的一項忠告便是我們應該在同時間嘗試進行邏輯性與創造性的思考。

3. 訴諸分析

訴諸分析是由一位名為克里費斯（M. Kliphuis）的學者在 1970 年代以佛洛伊德學派的階段理論為基礎所發展出來的。克里費斯在秘斗羅（Middeloo）[也就是現今荷蘭阿默斯福特（Amersfoort）／烏特勒支（Utrecht）的專業教育大學]教授創造性治療師的培訓課程。下列此種分析形式的理論假設可以在《創造性歷程》（*Het Creatief Proces*）一書[史密特斯坎普（H. Smitskamp）與威爾德（J. ter Velde）在 1988 年所著]中發現。這個具有獨創性的訴諸分析是一種在創造性媒材表達的內容上的分析。影像的內容可以用屬於兒童特定發展階段中的三十二個基本觀點來進行分析，這三十二個觀點可以再被細分成與佛洛伊德學派從兒童期到成人期的六個發展歷程相同的發展階段。

這些階段如下所述：

第 1 階段：感覺到沒有邊際的、擁有所有權力的、朝向自我的方向邁進、被包圍的與被裝甲的（胎兒期）；

第 2 階段：輕拍的、感覺的、孤獨的、被動的與感受性的（被動的口腔期）；

第 3 階段：咬的、抓的、撕的、變形的與恢復的階段（主動的口腔期）；

第 4 階段：弄髒的、清理的、遵守規則的、反叛的、耀武揚威的、反對的、抨擊的、擁有的與保留的（肛門期）；

第 5 階段：裂解的、展現的、競爭的、較少權力的、進取的與逐漸獨立的（潛伏期、青春期）；

第 6 階段：生產的、重複的與給予的（成人期）。

在訴諸分析中，依照圖像中現有與缺少的特定部分，運用上述六個階段設計出七點量表來進行評估。那些訴諸的因素是缺少的部分，因為它代表的是那些令人產生反感的部分。在治療歷程中，兒童（個案）在創造歷程的基本條件下便被給予發現自己這些形式的機會 [參考史密特斯坎普（Smitskamp），第 39 頁]。使用這些訴諸分析去分析兒童的圖畫，我們可以試著決定該幅圖畫是否蘊含著一些與某個階段發展相符且引人注目的特點、形式或主題。在這之後，我們可以看見圖畫所描繪出來的意涵間的相似性 —— 如同我們在先前章節中所討論到的，從最早的胎兒期繪畫到潛伏期與青春期的繪畫之間的相似性。

4. 發掘象徵意涵

我們可以使用上述四個方法學習觀察兒童的繪畫，以達到更深層詮釋的目標。容格取向的分析心理學賦予繪畫意涵的額外面向，因為它強調象徵性的意涵。想要發掘象徵的意涵是有可能的。在先前的章節中，我們討論到心靈儲存在每個兒童身上的演化性遺傳，這樣的遺傳也在「集體潛意識」中被提及。源自於下意識的感覺是一種以非語言形式的象徵性表達，例如繪畫或其他已經被提及的「療癒性藝術」的形式。

從兒童早期到青春期，兒童心靈的發展藉由兒童所創作的繪畫以具有普遍性的象徵表達出來。這些象徵的意涵已經在先前章節中，從每個年齡層加以討論。

如果父母親、教師或照顧者看見兒童圖畫中特別的部分，而想要發現它的象徵意涵，他或她可以運用本書第一章解釋到的部分象徵進行探究。這樣的探究總是可以帶來特別的結果，例如了解某種大自然的知識、人類的歷史、神話、來自各種不同文化與信仰的故事，以及古老和現代的童話故事。這些象徵之後會出現在生活中，進而帶領我們接觸自己心靈較深層的層面。它甚至可以成為個人形成意識的歷程的新起點。

自我意識的形成是每個個體一生中都必須要走過的歷程，它是引導個體朝向個體化，即「變成你自己」或「盡可能實現自己全部」的歷程。換句話說，個體化是一個引導前往成人期的歷程，就像栗子會逐漸長成一棵栗子樹，小牛

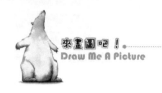

會逐漸變成一隻大牛，而胎兒會逐漸變成大人一樣。用心靈成長的專有名詞來說，個體化是指分化的歷程，這是一個個體逐漸覺察到自己具有獨特性的歷程。他發現自己與同年齡的人是有所不同的。他發現了自己；一個發現自己的人可以為自己而活，並且給予他人所需要的幫助。

11.4　讓我們來畫圖吧！

本書的主題是探討兒童至青春期繪畫的意涵。這不是因為繪畫或其他藝術表達的形式會停止，或是遊戲在兒童期之後便不再有任何意涵。相反地，許多成人喜歡回歸到兒童時期的天堂使自己恢復精神，讓自己能夠用全新的活力持續地過生活。兒童的繪畫是令人感興趣的，因為它們不僅反映兒童的發展，也使身為成人的我們，用創造性與自發性接觸我們心中內在的兒童。在艱難的時期，我們會開始藉由遊戲、繪畫、跳舞或唱歌來接觸內在兒童，因為「療癒性藝術」對人們表達與控制恐懼有很深遠的幫助；許多成人使用「療癒性藝術」表達那些無法融入話語的感覺。倘若我們無法以言語表達來自悲傷、來自喜悅的情緒，文字便不能滿足我們的需求；那時，我們就必須透過舞蹈、跳躍、寫詩、唱歌、彩繪、雕塑以及 —— 特別是 —— 繪畫來表達。

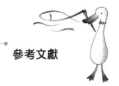

參考文獻 *References*

Axline, Victoria (1982) *Dibs in Search of the Self.* Penquin Books, London.

Amatruda, Kate (1997) *Sandplay, The Sacred Healing: A Guide to Symbolic Process.* Trance, Sand-Dance Press (USA).

Amman, Ruth (1987*) Traumbild Haus.*Walter-Verlag, Olten.

Amman, Ruth (1989) *Heilige Bilder der Seele. Das Sandspiel, der Schöpferische Weg der Persönlichkeitsentwicklung.* Kösel Verlag, München. (Translated in English (1991) *Healing and Transformation in Sandplay.* LaSalle, Illonois: Open Court.

Bach, Susan (1990) *Life paints his own span.* Daimon Verlag, Zwitserland.

Banning, Cees (1999) *De kinderen van Stenkove.* NRC Handelsblad 24 april 1996.

Baumgardt, Ursula (1990) *Kinderzeichnungen. Bilder der Seele* Kreuz Verlag Stuttgard

Bly, Robert (1992) *Iron John. A Book about Men.* Vintage Books, USA.

Bolen, Jean Shinoda (1984) *Goddesses in Every woman: A new psychology of Women* HarperCollins Publishers USA,

Bowlby, John (1951) *Child care and the growth of love.* London: Penguin

Bowlby, John (1979) *The making and braking of affectional bonds.* Tavistock,

Bradway, Kate (1997*) Silent Workshop of the Psyche.* Routledge (USA).

Bühler, Charlotte (Prof. Dr.) (1937) *Praktische Kinderpsychologie.* Lorenz, Wien.

Cox, Maureen, V. (1993) *Children's Drawings of the human figure* Hove, Erlbaum

Campbell, Joseph (1994) *The Hero With a Thousand Faces.* Bollingen Foundation Inc., N.Y.

Campbell, Joseph en Moyers, Bill (1991) *The Power of Myth* Anchor Books USA

Campbell, Don G. (1997) *The Mozart Effect.* Avon Books, New York.

De Leo, Joseph H. (M.D.) (1973*) Children's Drawings as Diagnostic Aids.* Brunnel/Mazel, USA

Estés, Clarissa Pincola (2003) *Women who Run with the Wolves* Ballantine Books
Einstein, Albert (1954) *Ideas and Opinions. Based on Mein Weltbild, edited by Carl Seelig and orther sources. New translations and revisions by Sonja Bargmann.* Wings Books, New York, (Part V, 290 e.v.)

Escher, M.C. (1992) *Escher: Life and Work* H.N.Abrams. London

Erikson, Erik H. (1962) *Childhood and Society* Norton Company Inc. New York

Eschenbach, U (Hrsg) (1978) *Das Symbol im therapeutische Prozesz bei Kinder und Jugenlichen.* Verlag Adolf Bonz, GmbH, Stuttgart.

Ferenszi, Sandor (1988) *Het oceanische gevoel* Boom, Meppel/Amsterdam. (original text: *Versuch einer Genitaltheorie.(*(1924) Psychoanalytischer Verlag Leipzig/Wien

Fleck-Bangert, Rose (1995) *Kinderen setzen Zeichen* Köser Verlag& Co. München.

Fontana, D. (1993) *The secret language of symbols. A visual key to symbols and their meanings.* Paviljon, London.

Fowler, John en Ardon A.M. *The Diagnostic Drawing series and Dissociative disorders; a Dutch study,* 2001. (Cohen, B.M. (Ed.) The Diagnostic Drawing Series, Revised Rating Guide.

Franz, Marie-Louise (1974) *Problems of the feminine in fairytales.* Spring Publ. New York

Franz, Marie-Louise (1974) *Shadow and Evil in fairytales* Spring, Zürich.

Franz, Marie-Louise (1990) *Individuation in Fairy Tales.* Shambhala Publications, London.

Franz, Marie-Louise (1996) *Interpretation of Fairy Tales* Shambala Prod. Boston

Franz, Marie-Louise (1998) *C.G. Jung. His Myth in OurTime.* Inner City Books, Canada.

Franz, Marie-Louise (1978) In: *man and his Symbols.* Pan Books Ltd. London (p.230)

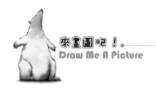

Freud, Sigmund Prof. Dr. (1991) *Introductory Lectures on Psychoanalysis* Penguin Books London

Freud, Anna (1991) *The Ego and the mechanisms of Defense* Karnac Books, New Ed. edition

Fraiberg, Selma H. (1996) T*he Magic Years. Understanding and handling broblems of early chilhood.* Fireside New York

Friedman, Harriet (1997) *Eine Sicht des Sandspiels.* Zeitschrift für Sandspiel Therapie (Heft 7 Verlag Linde v. Keyserlingk, Stuttgart (transl. lecture August 22 1996. into German (*Bridging Analytical Psychology and Research: A Sandplay View*) at the International Congress for Analytical Psychology IAAP, Los Angelos).

Fromm, Erich (1960) *Fear for freedom.* Routledge & Kegan Paul. New York

Furth, Gregg, M. (1988)) *The Secret World of Drawings.* Sigo Press, Boston

Gay, Peter (1988) *Freud: A Life for our times.* Norton, New York

Glyn, Thomas V en Silk, Angele M.J. (1990) *An introduction to the psychology of children's drawings.* Harvester Wheatsheaf, New York.

Graetz, H.R. (1963) *The Symbolic Language of Vincent van Gogh.* New York-Toronto-Londen.

Grimm, Jacob en Willem (1909) *The fairy tales of the Brothers Grimm.* Constable, London.

Grof, S. Bennett H.Zina (1992) *The holotropic Mind: three levels of human consciousness and how they shape our lives* HarperSanFrancisco. San Francisco.

Hall James (1994) *Hall's Illustrated Dictionary of Symbols in Eastern and Western Art.* John Murray (Publishers) London.

Heller, E. (1990) *Kleur, symboliek, psychologie en toepassing.* Het Spectrum, Utrecht.

Hellendoorn, Joop (red.) (1988) *Therapie, kind en spel.* Van Loghum Slaterus, Deventer.

Hellendoorn, Joop (1992) *Beeldcommunicatie, een vorm van kinderpsychotherapie.* Bohn Stafleu van Loghum, Deventer.

Herder Lexicon (1986) *The Herder symbol dictionary*, ed. by B. Matthews, Wilmette III, Chiron.

Horney Karen (1993) *Feminine psychology.* W.W. Norton Company, New York-London.

Itten, Johannes (1970) *The elements of color* Whiley and Sons.

Jung, Carl, G. (1968)) *The Archetypes and the Collective Unconscious (1986) Reprinted, second edition, C.W., part 1.* Routlegde London.

Jung, Carl, G. (1978) *Man and his Symbols.* Pan Books Ltd. London

Jung, Carl, G. (1987) *Beelden uit mijn leven.* Lemniscaat, Rotterdam.

Jung, Carl, G. (1991) *Kinderdromen.* Lemniscaat, Rotterdam.

Jung, Carl, G. (1995) *Psychologie und Alchemie.* Walter-Verlag, Solothurn-Düsseldorf.

Jung, Carl, G. (2003) *Psychologische typen.* Lemniscaat, Rotterdam.

Kalff, Dora (1966) *Sandspiel: Seine therapeutische Wirkung auf die Psyche.* Rentsch, Zurich.

Kalff, Dora (1980) *Sandplay, a psychotherapeutic approch to the psyche.* Sigo Press, Boston.

Kast, Verena (1995) *Folktales as therapy* Fromm Int.

Kellogg, Rhoda (1969) *Analyzing Children's Art.* Mayfield Publishing Company.

Kielig, W.(1978) *Volken en stammen*(Red. Jo *Brücke* ep Büttinghausen) Amsterdam Boek.

Kiepenheuer, Kasper (1990) *Crossing the Bridge: A Jungian Approach to Adolescence.* Open course Publishing, New York.

Kiepenheuer, Kasper (1989) *Was Kranke Kinder Sagen Wollen.* Kreuz Verlag

Klein, Melanie (1983) *Die Psychoanalyse des Kindes.* (reprint Klett-Cotta) Stuttgart.

Kliphuis, Maks (Wils, Rex red.) (1979) *Bij wijze van spelen. Creatieve processen bij vorming en hulpverlening.* Samson Uitgeverij Alphen a.d. Rijn/Brussel.

Koch, Karl (1982) *Der Baumtest Der Baumzeichenversuch als psychdiagnostisch Hilfsmittel.* Verlag Hans Huber (9. korr. Auflage).

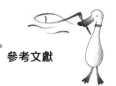

Kris, E. (1952) *Psychoanalytic explorations in Art.* International University Press, New York

Kübler-Ross, Elisabeth (1981) *Living with Death and Dying.* MacMillan, New York.

Kübler-Ross, Elisabeth (1983) *On Children and Death.* MacMillan, New York.

Leo Di, Joseph H, M.D.(1973) *Children's Drawings as Diagnostic Aids* Brunner/Mazel, New York

Lewis, Penny en Bernstein, Penny (1994) *Theoretical Approaches in Dance-Movement Therapy.* Routledge, USA.

Lüscher, M. (1971) *Der Lüscher Test, Persönlichkeitbeurteilung durch Farbwahl.* Reinbek.

Lucker. Manfred (1991) *Wörterbuch der Symboliek.* Alfred Kröner Verlag Stuttgart.

Malchiodi, Cathy A. (1998) *Understanding Children's Drawings.* The Guilford Press, New York

Malchiodi, Cathy A. (1997) *Breaking the Silence* (sec.ed.) Brunner-Routledge, New York

Mahler, Margareth S. (2000) *The Birth of the Human Infant: Symbiosis and Individuation.* Basic Books.

Mahler, Margareth S. (2000) Fred Pine, and Annie Bergman *The psychological Birth of the Human Infant.* Basic Books.

Markell, Mary Jane (2002) *Sand, Water, Silence. The embodiment of the Psyche.* Jessica Kingsley Publishers.

Medhananda en Yvonne Artaud (1991) *Der Weg des Horus. Bilder des inneren Weges im alten Agypten.* Bonz Verlag, Fellbach.

Miller, Alice (1981) *The Drama of the Gifted Child. The Search for the True Self.* Basic Book

Miller, Alice (1990) *The Untouched Key. Tracing Childhood Trauma in Creativity and Destructiveness.I Doubleday.* 1st. Anchor Books.

Miller, Alice (1990) *Hidden Cruelty in Child-Rearing and the Roots of Violence.* Farrar Straus & Giroux..

Mitchell, R en Friedman, H. (1994*) Sandplay: Past, Present en Future.* Routledge London.

Morris Desmond (1962) *The biology of Art.* New York: A.A. Knopf

Navone Andreina (1998) The *Double Birth: The Clinical Story of Emanuele.* Journal of Sandplay Therapy. Volume VII, Number I, 1998.

Neumann, Erich (1959) *The Archetypal World of Henry Moore.* Harper Torchbook (Bollinger Library).

Neumann, Erich (1973) *The Child, Structure and Dynamics of the Nascent Personality.* Hodder and Stoughton, London, Sydney, Auckland, Toronto.

Neumann, Erich (1974) *Art and the Creativ Unconscious.* Princeton University Press.

Neumann, Erich (1991) *The Great Mother.* Princeton University Press.

Neumann, Erich (1993) *The Origins and History of Consciousness.* Princeton University Press.

Nilsson, Lennart (1986) *A Child is Born.* Dell, revised edition.

Oda, Takao (1997) *Agression and Containment in Sandplay.* Journal of Sandplay Therapy Volume VI, number 2). ISSN 1089-6457 (Walnut Creek, California).

Onian, Richard B. (1951) *The Origins of European Thought about the Body, the Mind, the Soul, the World, Time and Fate.* Arno Press.

Piaget, Jean (2000) *The psychology of the Child.* Basic Books . Reissued .

Panofsky, Erwin (1972) *Studies in iconology; humanistic themes in the art of the Renaissance.* HarperCollins Publishers. New ed.

Pennington, Yvonne Ph.D. USA, dissertatie: *The Sandtray Assessment of Development (SAD).* Presentatie Zwitserland, Ittingen ISST 2001 *(artikel in: wwpsychology.am/index. html).*

Pinker, Peter (1999) *How the mind works.* W.W. Norton & Company.

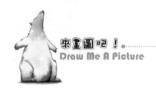

Riedel, Ingrid (1994) *Hildegard von Bingen, Prohphetin der Kosmischen Weisheit*. Kreuz Verlag, Stuttgart.

Riedel, Ingrid (1992) *Mahltherapie*. Kreuz Verlag, Stuttgart.

Riedel, Ingrid (1983) *Farben in Religion, Gesellschaft, Kunst und Psychotherapie*. Kreuz Verlag, Stuttgart.

Riedel, Ingrid (1985) *Formen, Kreis, Kreuz, Dreieck, Quadrat. Spirale*. Kreuz Verlag, Stuttgart.

Riedel, Ingrid (1991) *Bilder, in Therapie, Kunst und Religion, Wege zur Interpretation*. Kreuz Verlag, Stuttgart.

Rowling, J.K. (1998) *Harry Potter & de Steen der Wijzen*. Uitgeverij De Harmonie, Amsterdam.

Rossiter, Evelyn (1979) *Het Egyptische dodenboek. Beroemde Egyptische Papyri*. Atrium, ICOB Alphen a.d. Rijn.

Royer le, Jacqueline: *Dessin d'une maison, image de l'ádaptation sociale de l'enfant*. (Teken-Een-Mens-test).

Rutten-Saris M. Ph.D. *A Diagnostic instrument for the assessment of interaction structures in drawings*. *(artikel in :www.eblcentre.com/dutch.right.html)*

Sanders-Woudstra (red.) (1996) *Kinder- en Jeugdpsychiatrie Psychopathologie en behandeling*. Van Gorkum & Comp., Assen.

Schenda, Robert (1998) *Who's is who der Tiere. Märchen, Mythen und Geschichten. Das ABC der Tiere*. Deutsche Taschenbuch Verlag.

Schmeer, G. (1978) *Heilende Bäume. Baumbilder in der psychotherapeutischen Praxis*. Pfeiffer.

Schottenloher, Gertraud (1989) *Wenn Worte fehlen, sprechen Bilder*. Kösel Verlag, München.

Schrauwers G.M. (e.a.) *Pedagogische Platenatlas*. Pax.Uitg. Den Haag.

Schretlen, Ignace (2003) *Over de wortels van creativiteit. Onderzoek naar krabbels van mensapen en peuters. Kunstje of oorsprong van kunst?* *(artikel in: www .iaaa.nl-/cursusAA&A1/Schretlen).*

Sigg, Eva (2001) *Penelope und Odysseus (Ein getrenntes Paar auf dem Wege zur Wiedervereinigung und zur inneren Ganzeit.)* Eigen Uitgave, Willikon/Zürich

Schoeman, Stan (2003 Internet) *Eloquent beads, the semantic of a ZULU art form*. (artikel in: www.minotaur.images.co.za/client/zulu/bead.html)

Smitskamp, H en Tervelde J. (red.) (1988) *Het Kreatief Proces*. Phaedon Uitgeverij, Culemborg.

Spock Dr. Benjamin (1968) *Baby- en Kinderverzorging*. Uitgeverij Contact Amsterdam.

Steinhardt, Leonore (2000) *Foundation and Form in Jungian Sandplay*. Jessica Kingsley Pub. London, New York.

Strauss, Michaele (1990) *Kindertekeningen*. Uitgeverij Christofoor.

Strich, Christian (1993) *Het mooiste sprookjesboek*. (verzameld en vertaald) Uitg. Van Reemst, Houten.

Studienzentrum Sandspieltherapie, abteilung Sandspieltherapieforschung: *SAT-Studie Sandspiel Therapie* Dr. C. Senges, Ph.Dr. A. v. Gontard, Im Linsenbühle, 69221 Heidelberg.

Suzuki, D.T (2000) *Inleiding tot het Zen-Boeddhisme*. Ankh Hermes.

Sykes, B.(2002) *De zeven dochters van Eva*. Uitgeverij De Fontein, Amsterdam

Thomas, Glyn V. en Silk, Angele M.J (1993) *De psychologie van kindertekeningen*. Swets & Zeitlinger.

Timmer, Maarten (2001) *Van Anima tot Zeus. Encyclopedie van begrippen uit de mythologie, religie, alchemie, cultuurgeschiedenis en analytische psychologie.* Lemniscaat, Rotterdam.

Vries, A. de (1984) *Dictionary of Symbols and Imagery.* Elsevier, Amsterdam.

Willemsen, Annemarieke (2003) *Romeins speelgoed. Kindertijd in een wereldrijk.* **Walburg Pers Zutphen.**

Willis, Roy (red.) (2000) *XYZ van de Mythologie. Goden, godinnen, helden, heldinnen en legendarische dieren verklaard.* (Oorspronkelijke titel: Dictionary of World Myth, by Duncan Baird Publishers, London) Uitg. Areopagus.

Wils, Rex (1979) *Bij wijze van spelen, creatieve processen bij vorming en hulpverlening.* (1^e druk, 4^e opl.) Samson Uitg. Alphen a.d.Rijn/Brussel.

Winnicot D.W. (1964) *The child, the family and the outside world.* Penquin Psychology.

Winnicot D.W. (1971) *Playing and reality.* Basic Books.

Wit, Jan (Prof. dr.) en Veer, Guus van der (1991) *Psychologie van de Adolescentie.* INTRO, Nijkerk.

Woodman Marion and Bly Robert (1998) *The Maiden King. The reunion of masculine and feminine.* Henry Holt and Company. Inc.New York.

Wright, Robert (1995) *The Moral Animal: Evolutionary Psychology and Everyday Life.*Vintage Books

Internet

中譯本頁數

2   *www.psychceu.com/trauma.html)* Kate Amatruda, Teaching Member Sandplay Therapist (drawing Martin Gocobachi with permission)

5   *www.skynet.be/sven.gheeraert/oezki5.html (2003) 9 photo (*with permission)

20   *www.darkfiber.com/eyeinhand (2002)*

21   *www.culture.f*

23   *www.teako170.com/graffiti2.html* (2002)

24   *www. literatuurgeschiedenis.nl* (2003)

24   *www.micro.magnet.fsn.edu/creatures/technical/packages.html (2003)*

33-34 *www.vaktherapie.nl (*Federatie van Vaktherapeutische Beroepen) (2006)

35   *www.isst-society.org* (International Society for Sandplay Therapy)(2006)

-    *www.sandplaynederland.org* (Ned. Vereniging van Sandplay Therapeuten) (2006)

-    *www.psychology.am/index.html* (2003)(Mrs. Pennington).

36   *www.kindertherapie.8m.com* (Office Theresa Foks-Appelman) (2004)

124 *www.warchild.nl (2003)* (War child organisation the Netherlands)(2003)

141 *www.theartgallery.com.au/kidsart.html* (World wide childrens drawings).(2003)

142 *www.childrens-drawing.com/eng/museum.htm* (December 2006) The International Environmental Children's Drawing Contest

167 *www.touregypt.net/featurestories/sphinx1.htm (2006)*

國家圖書館出版品預行編目（CIP）資料

來畫圖吧！：從分析心理學的觀點了解兒童繪畫與遊戲的意義／
Theresa Foks-Appelman 著；許智傑，謝政廷譯. --初版. --
臺北市：心理, 2011.09
　面；　公分. --（心理治療系列；22131）
譯自：Draw me a picture: the meaning of children's drawings and
play from the perspective of analytical psychology
　ISBN 978-986-191-459-6（平裝）

　1.繪畫治療 2.繪畫心理學

418.986　　　　　　　　　　　　　　　　　100016223

心理治療系列 22131

來畫圖吧！從分析心理學的觀點了解兒童繪畫與遊戲的意義

作　　　者：Theresa Foks-Appelman

總 校 閱：林妙容

譯　　　者：許智傑、謝政廷

執 行 編 輯：陳文玲

總 編 輯：林敬堯

發 行 人：洪有義

出 版 者：心理出版社股份有限公司

地　　　址：231 新北市新店區光明街 288 號 7 樓

電　　　話：(02) 29150566

傳　　　真：(02) 29152928

郵撥帳號：19293172　心理出版社股份有限公司

網　　　址：http://www.psy.com.tw

電子信箱：psychoco@ms15.hinet.net

駐美代表：Lisa Wu（lisawu99@optonline.net）

排 版 者：鄭珮瑩

印 刷 者：竹陞印刷企業有限公司

初版一刷：2011 年 9 月

初版六刷：2019 年 11 月

I S B N：978-986-191-459-6

定　　　價：新台幣 250 元